Abrégé
d'anatomie et de physiologie humaines

les fondamentaux

Abrégé d'anatomie et de physiologie humaines

Michel Lacombe

6e édition

Éditions Lamarre
1, rue Eugène-et-Armand-Peugeot
92500 Rueil-Malmaison

ISBN : 2-7573-0025-3

Sommaire

Partie 6 / Le système nerveux 63

Partie 7 / L'appareil respiratoire et la respiration 77

1 Cellules et tissus

1

Moyens d'étude

Tous les êtres vivants, quels qu'ils soient, sont constitués par la juxtaposition, en plus ou moins grand nombre, d'éléments microscopiques auxquels on donne le nom de cellules.

Les êtres vivants les plus simples sont constitués d'une seule cellule ; on leur donne le nom d'êtres unicellulaires (par exemple l'amibe). Mais au fur et à mesure que l'on s'élève dans l'échelle des êtres vivants, la complexité des organismes et par conséquent le nombre de leurs cellules constitutives s'accroît ; ce sont les êtres pluricellulaires ; l'être humain, à titre d'exemple est formé par la juxtaposition de plusieurs centaines de milliards de cellules. L'étude des cellules est la cytologie.

Chez les êtres pluricellulaires, les cellules qui concourent à une même fonction se groupent et forment ainsi un tissu. L'étude des tissus est l'histologie.

En raison de la petitesse de sa taille et de son invisibilité à l'œil nu, la cellule ne peut être étudiée que par l'examen au microscope.

Le microscope optique classique ne permet que des grossissements modérés (environ 2 000 fois) et une étude relativement grossière. Le microscope électronique permet des grossissements beaucoup plus importants : de 200 000 jusqu'à 2 millions de fois en combinant le pouvoir de l'appareil et l'agrandissement des photographies obtenues grâce à lui. Le microscope à effet tunnel, variété de microscope électronique, permet des grossissements pouvant dépasser 100 millions de fois ; il a permis de visualiser directement les atomes. L'utilisation de ces microscopes a permis des progrès considérables dans la connaissance des structures et de la vie cellulaire.

L'examen microscopique des cellules porte soit sur des cellules vivantes, ce qui renseigne sur la vie cellulaire, soit sur des cellules mortes, tuées au moyen de poisons cellulaires (cellules dites fixées) ; l'étude des cellules fixées permet une étude beaucoup plus précise de la structure et des constituants de la cellule.

La mise au point de micro-instruments a permis de véritables interventions chirurgicales à l'échelon cellulaire utiles pour étudier la fonction de chaque organe intracellulaire.

2 Généralités sur la morphologie et la structure cellulaires

La taille

La taille de la cellule est variable suivant l'espèce animale et l'organe considérés. Elle est de l'ordre du micron (millième de millimètre) mais peut être beaucoup plus importante : par exemple les globules rouges du sang ont une taille de 7 microns mais les cellules musculaires peuvent atteindre plusieurs centimètres de longueur.

La forme et la structure

La forme et la structure de la cellule varient aussi d'un organe à l'autre. Mais toutes les cellules ont des caractères communs et constants. Ce sont ces caractères que nous étudions dans ce chapitre. Ultérieurement, lors de l'étude des différents organes nous verrons quelles modifications de structure présentent ces cellules particulières par rapport au schéma standard.
Toutes les cellules comprennent un corps cellulaire, le cytoplasme, au sein duquel se trouve une partie plus colorable, le noyau (fig. 1).

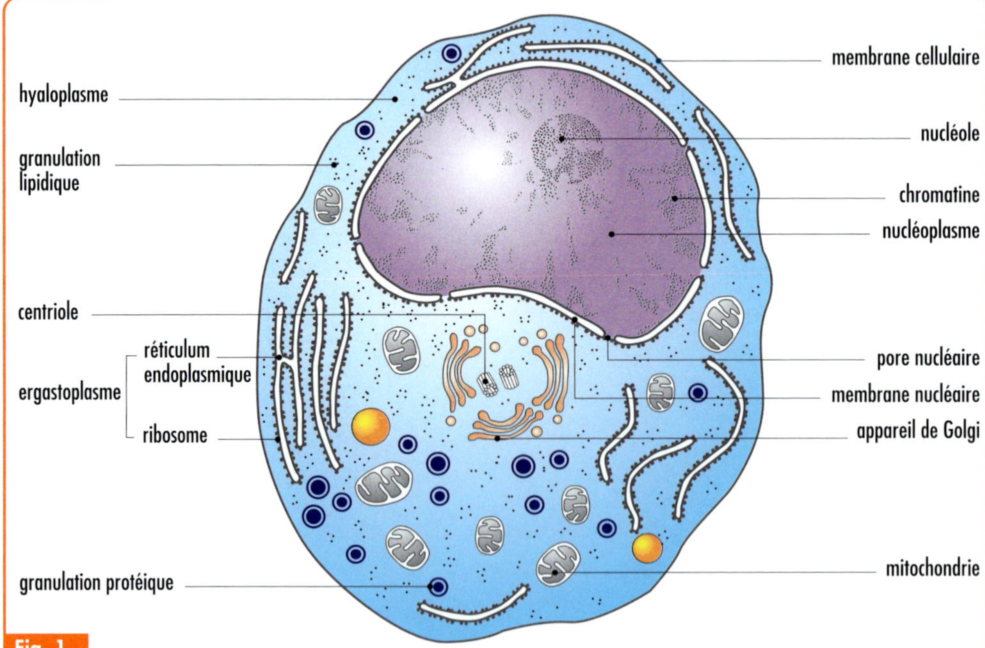

Fig. 1
La cellule

Le cytoplasme

3

Le cytoplasme est constitué d'une substance visqueuse, le hyaloplasme, limité par une membrane, la membrane cellulaire, et contenant des organes dont l'ensemble forme les inclusions cytoplasmiques.

Le hyaloplasme

C'est une substance transparente, homogène dont la viscosité varie beaucoup selon les cellules considérées.

La membrane cellulaire

Elle constitue la limite de la cellule et sépare celle-ci du milieu extérieur. Sa structure est complexe puisque la membrane est formée de lipides ou corps gras recouverts sur chaque face de protéines. La membrane cellulaire présente de nombreux pores qui mettent la cellule en communication avec l'extérieur. C'est au niveau de la membrane que s'effectuent les échanges entre la cellule et le milieu extérieur. La membrane porte aussi des zones sensibles ou **récepteurs** sur lesquels viennent se fixer et agir les hormones ou les substances chimiques extérieures à la cellule.

Les inclusions cytoplasmiques

Elles sont nombreuses.

L'appareil mitochondrial

L'**appareil mitochondrial** ou **chondriome** est constitué par un ensemble de granulations (les **mitochondries**) ou de bâtonnets (les **chondriocontes**). Les mitochondries possèdent une membrane propre et leur intérieur est cloisonné.
Elles constituent une véritable usine intracellulaire qui fournit l'énergie à la cellule, intervient dans les phénomènes de respiration cellulaire, de synthèse à l'échelon cellulaire et dans la dégradation des substances alimentaires, notamment des sucres.

L'appareil de Golgi

L'**appareil de Golgi** est constitué par un réseau régulier de cavités entourant le noyau. Il intervient dans l'activité sécrétoire des cellules.

Les lysosomes

Les **lysosomes** sont des granulations au niveau desquelles s'effectue la dégradation des substances alimentaires de la cellule.

Le réticulum endoplasmique

Le **réticulum endoplasmique** est un réseau de tubes arrondis ou aplatis constituant un véritable système de communication intracellulaire qui assure le transport et le stockage des matériaux à l'intérieur du corps de la cellule.

Les ribosomes

Les **ribosomes** sont des granulations voisines du réticulum endoplasmique et qui ont pour rôle d'assurer la synthèse des protéines cellulaires ; chaque ribosome est divisé en deux parties (ou sous-unités), une grande et une petite. Dans les cellules en période d'activité intense, le réticulum endoplasmique et les ribosomes deviennent très nombreux et l'ensemble de ces deux constituants prend le nom d'**ergastoplasme**.

Le centre cellulaire

Le **centre cellulaire** ou **centrosome** est formé par la réunion de petits corpuscules appelés **centrioles**. Le centrosome a pour rôle de diriger la division cellulaire.

Les vacuoles

Les **vacuoles** sont des petites cavités contenant les substances de réserve ou de déchet.

4

Le noyau

Le noyau est un élément fondamental de la structure cellulaire.
Sa forme varie selon la nature et l'âge de la cellule : il peut être ovoïde, sphérique, parfois polylobé.
Sa structure est complexe et comporte différents éléments.

La membrane nucléaire

Elle limite le noyau et le sépare du cytoplasme. Sa structure est comparable à celle de la membrane cellulaire et elle présente de nombreux pores qui permettent les échanges entre le cytoplasme et le noyau.

Le suc nucléaire ou nucléoplasme

C'est une substance visqueuse qui constitue la substance fondamentale du noyau. Au sein du suc nucléaire se trouvent en suspension les éléments figurés du noyau.

Les éléments figurés

Les nucléoles

Les **nucléoles** sont des sphères très denses constituées d'acide ribonucléique ou **ARN**.

La chromatine

La **chromatine** est formée de corpuscules très colorés qui forment un véritable réseau à l'intérieur du noyau. La chromatine est formée d'acide désoxyribonucléique ou **ADN**. Lorsque la cellule est sur le point de se divi-

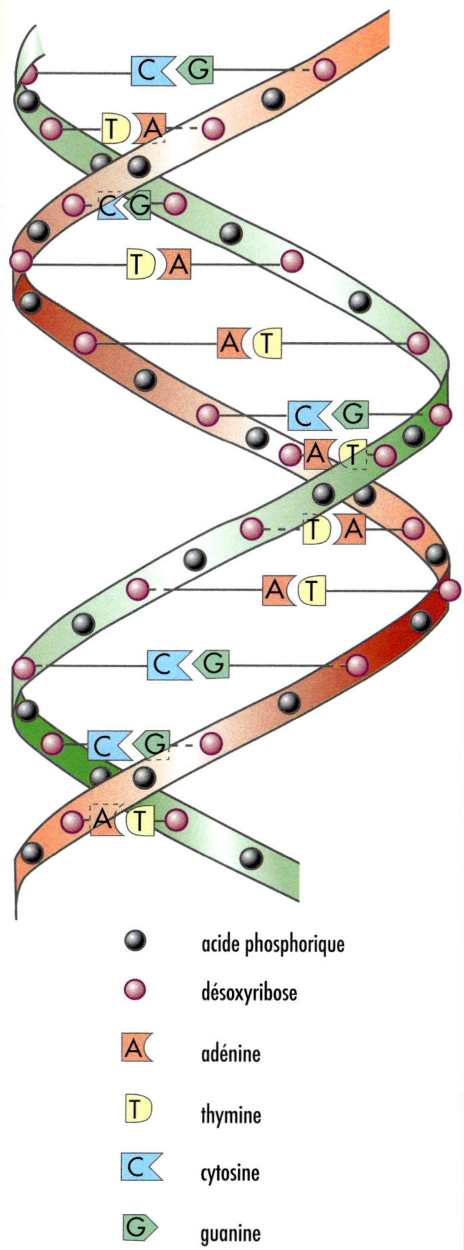

Fig. 2
Structure en double hélice de la molécule d'ADN

ser la chromatine s'organise et forme les **chromosomes**. Les chromosomes sont des filaments dont le nombre et la forme sont immuables dans une même espèce. Ce sont les chromosomes qui sont le support des caractères héréditaires et en assurent la transmission car lors de la division cellulaire chaque chromosome se divise en deux moitiés rigoureusement identiques dont chacune est transmise à une cellule fille (fig. 2).

Le rôle du noyau

Il est capital :

- le **noyau** est indispensable à la vie cellulaire et son ablation entraîne la mort de la cellule ;
- il assure la reproduction des cellules et la transmission des caractères héréditaires ; cette transmission se fait grâce aux chromosomes qui sont composés d'ADN ; l'ADN est le constituant des **gènes**, c'est-à-dire des caractères héréditaires. C'est à partir de l'ADN que la cellule synthétise sa matière vivante et notamment ses protéines ;
- il transmet aux organites intracytoplasmiques les informations codées qui permettent d'élaborer les protéines de la cellule. Les informations sont transmises par l'ARN.

5

Constitution chimique de la cellule

De très nombreux éléments chimiques entrent dans la composition de la cellule. Les plus importants sont le carbone, l'oxygène, l'hydrogène, l'azote ; puis viennent des métaux (potassium, sodium, calcium, magnésium, fer, zinc) et des métalloïdes (phosphore, soufre, chlore, iode, brome, fluor).
Ces éléments simples se combinent entre eux pour former des corps complexes. Ceux-ci peuvent être classés en deux grands groupes :

Les substances organiques

Elles sont composées uniquement de carbone, d'hydrogène, d'oxygène et d'azote.
Les substances organiques comportent elles-mêmes trois catégories de substances.

Les protides

Les **protides** sont les seuls composés contenant de l'azote.
Les protides les plus simples sont les **acides aminés**. La combinaison de plusieurs acides aminés forme des **polypeptides**. Enfin la combinaison des polypeptides forme les **protéines**.
Les protéines sont les constituants caractéristiques de la matière vivante. Leur structure est spécifique dans chaque espèce et, chez l'homme, la structure fine des protéines diffère d'un individu à l'autre.

Les lipides

Les **lipides** ou **corps gras** sont constitués uniquement de carbone, d'hydrogène et d'oxygène. Les lipides sont présents dans la cellule soit sous forme de gouttelettes de corps gras (**enclaves lipidiques**), soit sous forme combinée aux protéines. Les lipides entrent dans la constitution des membranes cellulaire et nucléaire.

Les glucides

Les **glucides** ou **sucres** sont constitués de carbone, d'hydrogène et d'oxygène. Ce sont, par excellence, les aliments de la cellule.

Les substances minérales

Parmi les constituants de la cellule, les plus importants sont les suivants.

L'eau

L'**eau**, élément prépondérant de la constitution de la cellule. L'eau représente les 2/3 du poids total du corps humain et peut, chez certains animaux, constituer les 9/10e de la masse totale du corps.

Les composés minéraux

Les **composés minéraux** : chlorure de sodium, de potassium, de magnésium, sulfates, phosphates, carbonates, bicarbonates, etc. Le plus souvent, ceux-ci sont dissociés en leurs ions constitutifs au sein du milieu liquide du cytoplasme et du noyau.

6 La vie cellulaire

Tout être vivant passe au cours de sa vie par une série de phases successives : naissance, croissance, maturité, reproduction, sénescence et mort. La vie cellulaire n'échappe pas à cette règle et reproduit à une échelle infiniment petite les fonctions élémentaires de la vie que l'on retrouve chez les organismes les plus évolués.

La naissance de la cellule

Toute cellule naît de la division d'une cellule préexistante.
C'est de cette façon que se reproduisent les êtres unicellulaires, la cellule mère donnant naissance à deux cellules filles qui se développent alors indépendamment.
Les êtres pluricellulaires naissent tous d'une cellule unique qui par ses divisions successives reconstitue un organisme entier. Cette cellule unique initiale porte le nom d'**œuf**.
L'œuf résulte de l'union, au moment de la fécondation de deux cellules sexuelles appelées **gamètes**, un gamète mâle (ou **spermatozoïde**) et un gamète femelle (ou **ovule**).
L'œuf est, dans toutes les espèces vivantes, le seul exemple de naissance d'une cellule par fusion de deux autres cellules. Dans tous les autres cas, il s'agit d'un processus de division cellulaire.

Le processus de nutrition cellulaire

Pour qu'une cellule puisse vivre, il faut qu'elle emprunte au milieu où elle se trouve les matériaux indispensables à sa croissance, à son activité, à la réparation de son usure. Ces matériaux franchissent la membrane cellulaire au niveau des pores ou en se dissolvant dans les constituants de la membrane. L'absorption par la cellule des particules volumineuses se fait par des processus particuliers, la **phagocytose** et la **pinocytose**, qui consistent en l'englobement direct de la particule par des prolongements du cytoplasme qui entourent la particule pour l'inclure dans le corps cellulaire.
Une partie des matériaux absorbés est utilisée immédiatement par la cellule, soit pour élaborer de la matière vivante qui remplacera les constituants usés de la cellule, soit pour produire de l'énergie utilisée lors de l'activité cellulaire, lors de l'absorption des aliments, lors des transports et des synthèses intracellulaires. L'autre partie des matériaux est accumulée dans la cellule sous forme de réserves qui lui permettent de subsister si les conditions extérieures deviennent défavorables. La synthèse par la cellule de sa matière vivante porte le nom d'**anabolisme**.
Parallèlement, l'activité de la cellule, l'usure de ses constituants provoquent la formation de déchets que la cellule élimine dans le milieu extérieur. La dégradation par la cellule des aliments ou de ses constituants usés porte le nom de **catabolisme**.
Il existe ainsi entre la cellule et le milieu extérieur des échanges constants de matières, un trafic ininterrompu orienté dans les deux sens. La cellule apparaît ainsi comme une véritable cité, perpétuellement au travail.
L'ensemble des réactions chimiques, des processus de synthèse et de dégradation dont la cellule est le siège constitue le **métabolisme cellulaire**.

La respiration cellulaire

À l'intérieur de la cellule, se produisent, en présence d'oxygène, des réactions chimiques qui entraînent la dégradation des substances alimentaires ou productrices d'énergie. Le terme ultime de ces réactions est la formation de gaz carbonique et d'eau. Ces réactions qui comportent une consommation d'oxygène et la formation de gaz carbonique et d'eau constituent la **respiration cellulaire.** Ces réactions chimiques s'effectuent essentiellement au niveau des mitochondries. Elles produisent de l'énergie qui est utilisée par la cellule.

Certaines cellules empruntent l'oxygène nécessaire au milieu extérieur (courant sanguin en particulier) ; ces cellules sont dites **aérobies.** D'autres fabriquent elles-mêmes l'oxygène nécessaire par des réactions chimiques particulières ; ces cellules sont dites **anaérobies**.

La croissance et la reproduction

De sa naissance à sa maturité, la cellule croît grâce à son anabolisme. Parvenue à maturité, la cellule va se diviser et donner ainsi naissance à deux cellules filles.

La **division cellulaire** peut s'effectuer selon des modalités différentes.

La division directe

La division directe ou **amitose** se fait par étranglement progressif du noyau et du cytoplasme. Ce mode aboutit à la formation de cellules filles qui ne sont pas identiques entre elles ni identiques à leur mère. Il ne s'observe que chez les êtres unicellulaires inférieurs.

La division indirecte

La division indirecte ou **mitose** (fig. 3) est le seul mode de reproduction cellulaire observé chez les êtres pluricellulaires. Elle aboutit à la formation de deux cellules filles rigoureusement identiques entre elles et à la cellule dont elles sont issues. La mitose comporte plusieurs phases : migration des centrioles aux pôles opposés du noyau et formation des chromosomes (**prophase**), formation d'un fuseau entre les centrioles (**métaphase**), division longitudinale des chromosomes en deux moitiés identiques qui migrent chacune vers un pôle du fuseau (**anaphase**), formation des noyaux fils et division du cytoplasme (**télophase**). Ce mode de division assure la transmission à chaque cellule fille des caractères héréditaires. La période comprise entre deux mitoses successives porte le nom d'**interphase** ; c'est pendant cette phase que la cellule synthétise activement et notamment accroît son stock d'ADN. Après la mitose, une cellule peut continuer à se diviser ou cesser de se diviser pour assurer une fonction spécialisée.

La mitose réductionnelle

La mitose réductionnelle ou **méiose** est un mode de division particulier aux cellules sexuelles et qui ne diffère de la mitose que par l'absence de division des chromosomes. La méiose aboutit ainsi à la formation de cellules dont le nombre de chromosomes est égal à la moitié de celui des cellules normales. La fusion ultérieure de deux cellules sexuelles, mâle et femelle, lors de la fécondation, reconstitue une cellule à capital chromosomique normal (l'œuf).

L'activité de la cellule

La cellule est sensible à des excitations diverses qui peuvent être de nature mécanique, thermique (chaleur), lumineuse, électrique, chimique.

À ces excitants, la cellule réagit par une réponse variable :

- réponse mécanique caractérisée par la production de mouvements. Les mouvements de la cellule sont variables mais peuvent se résumer à quelques types simples :

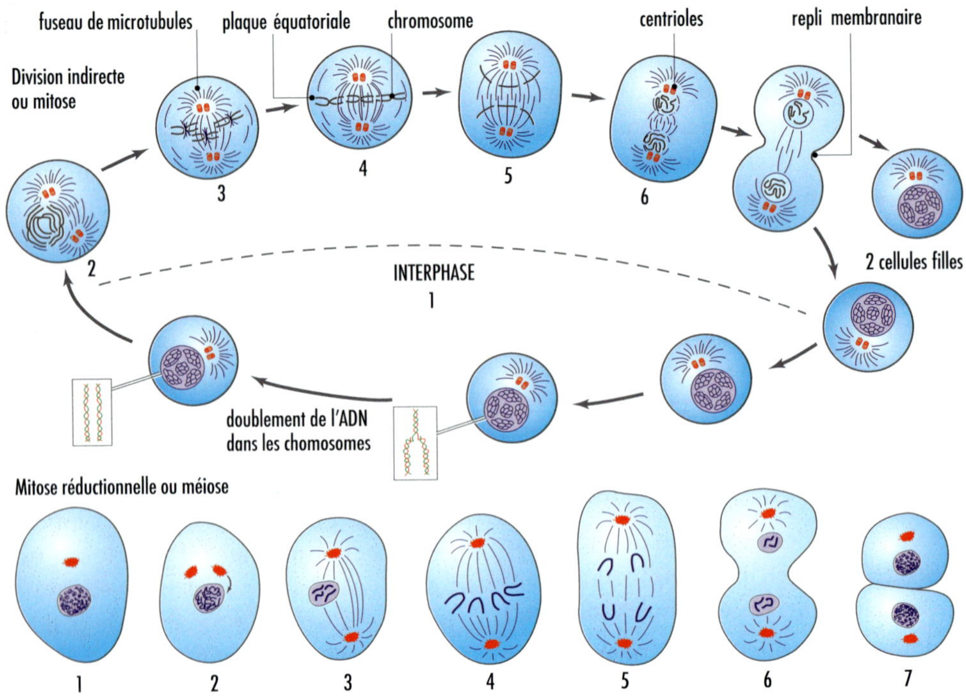

1 - INTERPHASE : cellule au repos.
2 - PROPHASE : division du centre cellulaire, formation des chromosomes dans le noyau.
3 - PRÉMÉTAPHASE : séparation des centres cellulaires et début de formation du fuseau achromatique. Les chromosomes sont bien formés : nombre N.
4 - MÉTAPHASE : le fuseau achromatique est formé : les chromosomes sont rangés sur sa plaque équatoriale.
5 - ANAPHASE : migration des chromosomes non divisés vers chaque pôles de fuseau.
6 - TÉLOPHASE : formation des cellules-filles. Chacune possède un nombre de chromosomes égal à N/2.
7 - DIVISION ACHEVÉE : formation des deux gamètes.

Fig. 3

La division indirecte ou mitose

la **turgescence** (gonflement cellulaire), l'**amiboïsme** (possibilité de ramper), la **contraction** (raccourcissement particulier aux cellules musculaires) ;

- réponse électrique : production d'une différence de potentiel. Le type en est représenté par la naissance et la propagation de l'influx nerveux ;
- réponse thermique : production de chaleur. Elle accompagne souvent les mouvements cellulaires ;
- réponse sécrétoire : élaboration d'un produit que la cellule rejette dans le milieu extérieur. Tantôt le produit de sécrétion est rejeté dans le courant sanguin : ce phénomène est observé au niveau des **glandes endocrines** dont les produits de sécrétion sont des **hormones**. Tantôt le produit de sécrétion est rejeté dans une cavité : ce phénomène est observé par exemple au niveau du tube digestif (sucs digestifs) ; les glandes qui ont un tel type de sécrétion sont dites **exocrines** et leurs produits de sécrétion sont des **sucs**.

La mort cellulaire

On dit que la cellule est morte quand l'anabolisme a définitivement cessé. La mort peut survenir de façon brutale ou progressive ; elle est, dans ce cas, précédée d'une période d'agonie où l'on observe la mort des organes

intracellulaires, la mort de l'un d'eux entraînant progressivement celle des autres. La mort, dans ce cas, n'est pas un phénomène instantané et la détermination du moment exact de la mort est difficile.
Les altérations qu'entraîne l'agonie cellulaire sont visibles au microscope : gonflement du cytoplasme, altérations des organes intracellulaires et du noyau.
On observe parfois des signes de vieillissement cellulaire avant l'agonie cellulaire. Ces signes portent le nom de **dégénérescence**, dont il existe diverses formes : dégénérescence graisseuse, hyaline, amyloïde, muqueuse, colloïde.
Après la mort, survient la nécrose cellulaire caractérisée par la destruction de la cellule. Les produits libérés par les lysosomes attaquent les constituants de la cellule et il se produit une véritable autodigestion. Le cadavre cellulaire est ensuite détruit par d'autres cellules spécialisées.
Toutes les fonctions vitales sont, chez les êtres unicellulaires réunies dans la même cellule ; on dit que cette cellule est **indifférenciée**. Par contre chez les êtres pluricellulaires chaque fonction est dévolue à des cellules spécialisées : on dit que ces cellules sont **différenciées**.

7 Les tissus épithéliaux ou épithéliums

On donne le nom de tissu à un ensemble de cellules différenciées en vue de la même fonction et disposées à cet effet selon un certain ordre. Un tissu déterminé n'est pas forcément composé d'éléments cellulaires semblables ; les éléments constitutifs d'un tissu peuvent avoir des aspects divers mais leur caractère fondamental est de concourir à une même fonction. Exemple de tissus : tissus musculaire, nerveux, osseux, etc.

Un ensemble de tissus différents concourant à une même fonction constitue un organe : par exemple, l'intestin est un organe composé de tissu glandulaire, musculaire, nerveux concourant à la digestion.

Enfin l'ensemble des organes qui participent à la même fonction constituent un appareil. Par exemple, l'appareil locomoteur comprend les os, les articulations et les muscles, l'ensemble participant aux mouvements.

Nous n'étudierons ici que les tissus épithéliaux et conjonctifs, les autres tissus étant étudiés, dans le cours de l'ouvrage avec l'appareil dont ils font partie.

On appelle ainsi des tissus composés de cellules juxtaposées qui limitent les organes vers l'extérieur ou vers une cavité naturelle de l'organisme.

On les divise en épithéliums de revêtement et épithéliums glandulaires.

Les épithéliums de revêtement (fig. 4)

Ils ont un simple rôle de protection vis-à-vis des tissus sous-jacents.

La forme des cellules qui les constituent permet de distinguer des épithéliums prismatique, cylindrique, cubique ou pavimenteux (c'est-à-dire formé de cellules aplaties).

Les épithéliums peuvent être constitués d'une seule couche de cellules ; ils sont alors appelés **épithéliums simples**. Ils peuvent être formés de plusieurs couches de cellules superposées : ce sont les **épithéliums stratifiés**.

Les cellules épithéliales sont parfois porteuses de prolongements mobiles : **cils vibratiles**, **flagelles**, **bordure en brosse**, **plateau strié**.

Les épithéliums glandulaires (fig. 5)

On appelle ainsi les épithéliums qui élaborent des produits particuliers ou sécrétions. Les cellules glandulaires sont groupées et constituent des organes spéciaux, les **glandes**.

Les variétés de glandes sont très nombreuses :

- suivant leur forme on distingue des glandes tubuleuses (en forme de tube), acineuses (en forme de grains de raisin) ;
- suivant la façon dont elles déversent leur produit de sécrétion on distingue des glandes à sécrétion externe ou glandes exocrines qui possèdent un canal excréteur dans lequel elles déversent leurs sécrétions, des glandes à sécrétion interne ou glandes endocrines qui déversent leurs sécrétions directement dans le sang et des glandes mixtes à la fois exo- et endocrines.

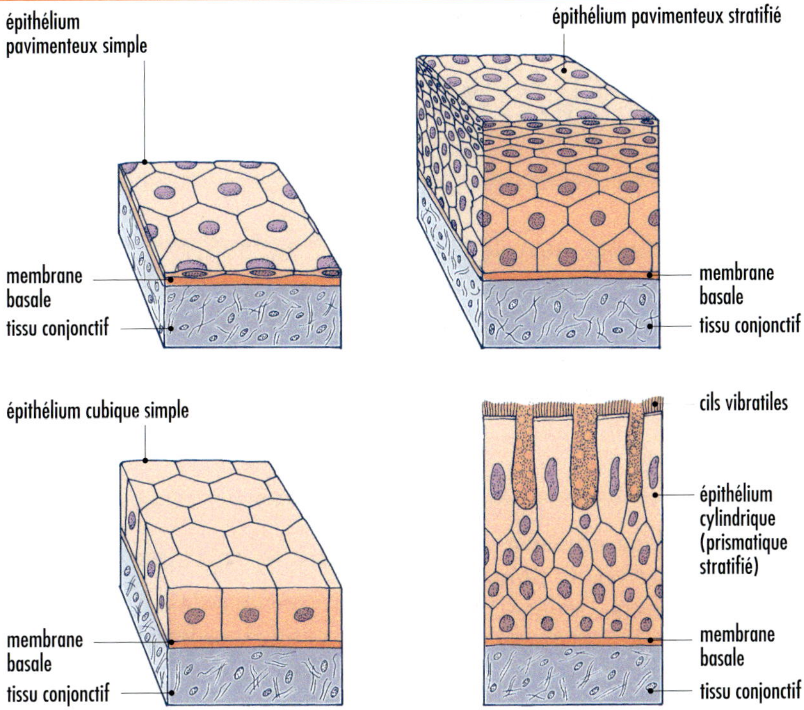

Fig. 4

Épithéliums de revêtement

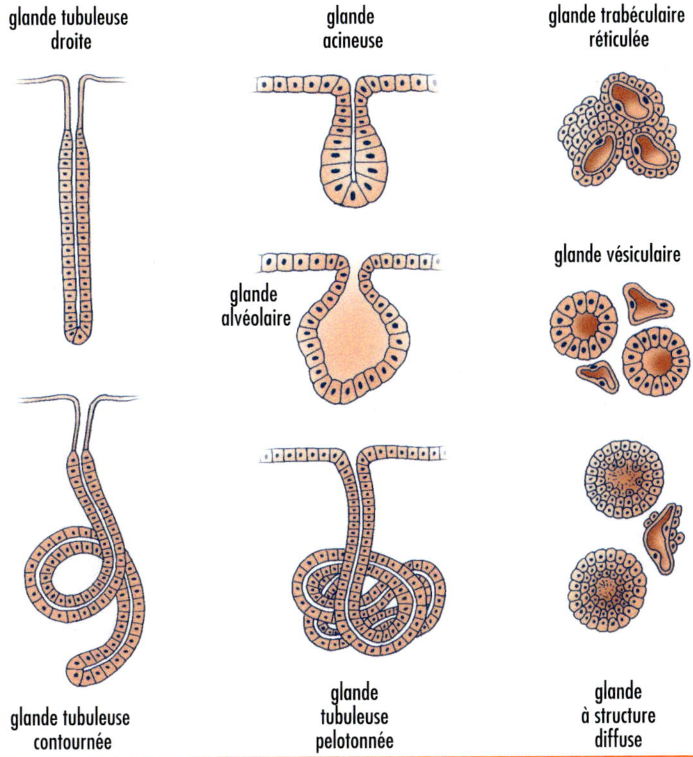

Fig. 5

Principaux types de glandes

8 Le tissu conjonctif

C'est un tissu de remplissage intercalé entre les organes et qui comble les espaces libres entre ceux-ci.

Structure du tissu conjonctif (fig. 6)

Le tissu conjonctif est constitué par :

- des cellules conjonctives ou **fibrocytes** : elles sont de forme étoilée, réunies l'une à l'autre par des prolongements fins et dénués de toute mobilité (cellules dites fixes) ;
- des cellules mobiles, les **histiocytes**, douées d'un pouvoir important de phagocytose ;
- une substance interstitielle qui comble tous les espaces libres entre les cellules : cette substance porte le nom de **collagène** ;
- des fibres entrecroisées situées dans le collagène. Ces fibres sont de deux sortes : les **fibres collagènes**, de gros diamètre et jamais fusionnées entre elles, et les **fibres élastiques**, très minces, qui se réunissent entre elles et forment un réseau.

Variétés du tissu conjonctif

Le tissu conjonctif forme du **tissu fibreux** lorsque les fibres y dominent, du **tissu conjonctif lâche** dans les autres cas. La transformation de l'un à l'autre est d'ailleurs possible. Le tissu conjonctif peut aussi subir d'autres transformations : surcharge graisseuse de ses cellules (donnant le **tissu adipeux**), transformation de la substance interstitielle (donnant alors les **tissus osseux** ou **cartilagineux**).

Associations du tissu conjonctif

Bien souvent un épithélium de revêtement est doublé à sa face profonde par une lame de tissu conjonctif. L'association de ces deux tissus forme une muqueuse ou une séreuse.

Une muqueuse

Tissu qui tapisse la cavité de tous les organes creux et de tous les orifices naturels de l'organisme (exemples : muqueuse buccale, intestinale, vésicale, etc.) ;

Une séreuse

Tissu qui enveloppe les organes et permet le mouvement de ceux-ci (exemples : le péricarde, séreuse entourant le cœur, la plèvre, séreuse entourant les poumons, le péritoine, séreuse entourant le tube digestif). Les séreuses seront étudiées en détail avec les organes dont elles font partie.

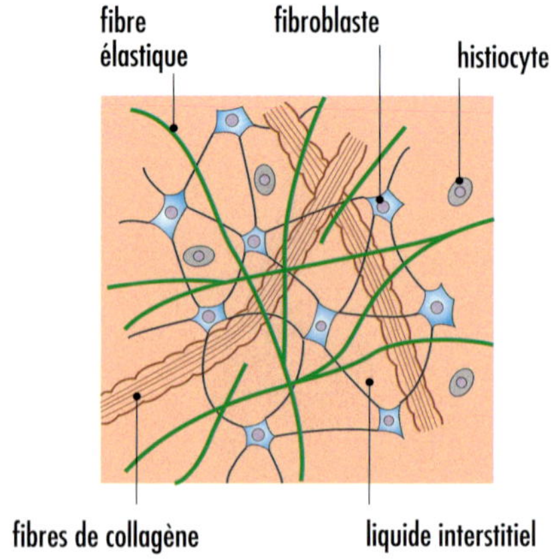

Fig. 6
Schéma du tissu conjonctif

2

La peau et les muqueuses

1

Étude anatomique

La peau est l'enveloppe extérieure du corps humain. Elle se continue au niveau des orifices naturels avec les muqueuses ; ces dernières tapissent les cavités du corps qui sont en communication avec l'extérieur.

Aspect extérieur

La peau recouvre la totalité du corps, ce qui représente une surface de 1,70 m² environ. Elle est très résistante et jouit d'une grande élasticité.

Coloration

La couleur de la peau permet de distinguer les différentes ethnies (blanche, noire, jaune). Dans une même ethnie la couleur varie suivant les régions du corps, les zones exposées étant habituellement plus foncées.

Épaisseur

L'épaisseur de la peau varie selon les points du corps considérés. Elle est épaisse au niveau du crâne, de la plante du pied (zone d'appui) et d'une façon générale plus épaisse à la face dorsale du corps et plus mince sur toutes les parties ventrales.

Surface

Elle est marquée par la présence de plis qui sont de quatre sortes :

- les **plis papillaires**, très petits, qui forment aux doigts les empreintes digitales ;
- les **plis de locomotion**, déterminés par les mouvements ;
- les **plis musculaires**, déterminés par la contraction des muscles sous-jacents ;
- les **plis séniles** ou rides dus au vieillissement.

Rapports. La peau glisse sur les éléments sous-jacents par l'intermédiaire d'une couche de tissu lâche, le **tissu cellulaire sous-cutané**, constitué en majeure partie de graisse, dont l'abondance varie suivant la corpulence du sujet.

Structure de la peau

La peau est formée de deux couches superposées : une couche superficielle, l'**épiderme** et une couche profonde, le **derme** (fig. 7)

L'épiderme

L'**épiderme** est formé de plusieurs couches de cellules superposées :

- la couche la plus profonde est la **couche muqueuse de Malpighi** ; elle est formée de cellules qui se divisent très activement et assurent la régénération continuelle de la peau ;
- les couches superficielles forment la **couche cornée** ; la couche cornée est constituée de cellules vieillies chargées d'une substance spéciale, la **kératine**, et qui desquament continuellement.

Les cellules de l'épiderme sont donc en renouvellement constant.

Le derme

Le **derme** est sous-jacent à l'épiderme. Il est constitué d'un tissu conjonctif résistant. La limite entre derme et épiderme n'est pas plate mais hérissée de saillies appelées papilles qui contiennent les vaisseaux et les terminaisons nerveuses de la peau.

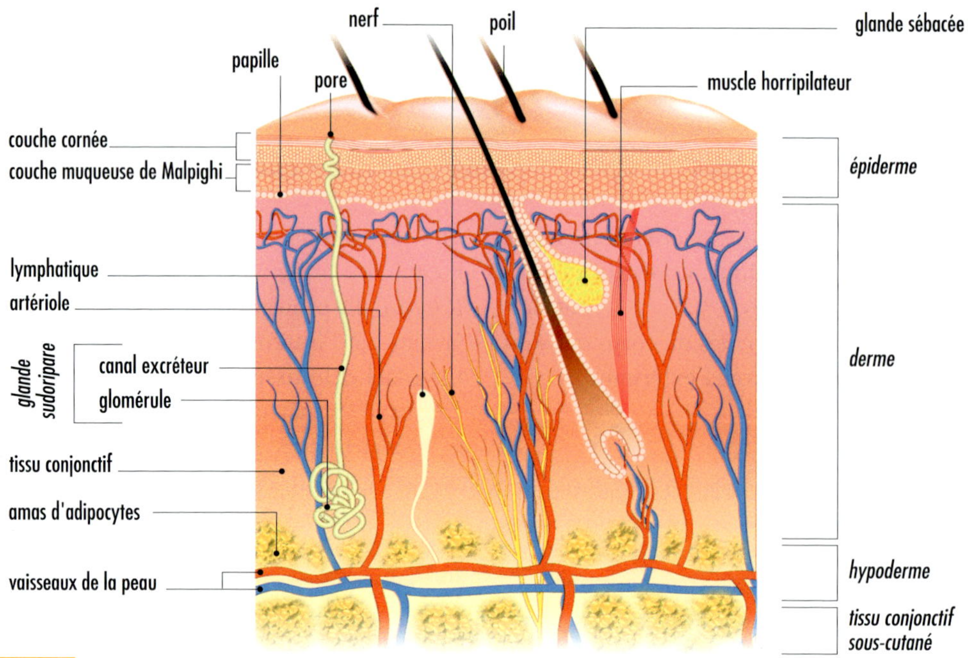

Fig. 7

La structure de la peau

Annexes de la peau

Les poils

Les **poils** comportent deux parties : la tige et la racine :

- la tige est formée de cellules kératinisées, d'autant plus âgées qu'elles sont plus près de l'extrémité libre. Ces cellules contiennent une substance colorante ou pigment qui donne au poil sa coloration ;
- la racine est implantée profondément dans le derme, son extrémité est renflée et forme le **bulbe pileux** qui reçoit les vaisseaux nutritifs du poil. La croissance du poil est assurée par la prolifération des cellules de la racine.

À chaque poil sont annexés :

- une glande appelée glande sébacée ;
- un muscle redresseur du poil dont la contraction provoque le hérissement de celui-ci (chair de poule).

Les ongles

Les **ongles** sont également des formations épidermiques situées à la face dorsale de la dernière phalange des doigts et des orteils. Chaque ongle comporte trois parties (fig. 8) :

- la racine en arrière, cachée par un repli (le derme sus-unguéal) ; à ce niveau se trouve la matrice de l'ongle dont la prolifération cellulaire assure la pousse de l'ongle ;
- le corps de l'ongle, qui adhère au lit de l'ongle ;
- l'extrémité, qui est libre et dépasse la pulpe du doigt.

Les glandes sébacées

Les **glandes sébacées** sont des glandes en grappe, situées à la base des poils et qui élaborent un produit gras, le **sébum**, qui lubrifie les poils et empêche le dessèchement de la peau.

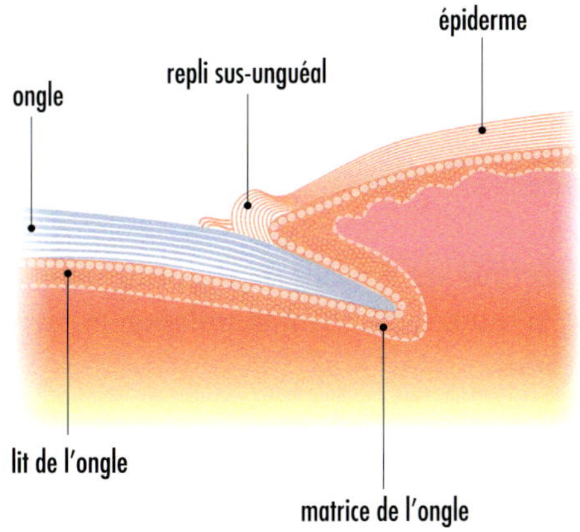

Fig. 8

Structure des ongles

Les glandes sudoripares

Les **glandes sudoripares** sont des glandes formées par un tube pelotonné à son extrémité profonde située dans le derme ou le tissu sous-cutané et dont l'autre extrémité s'ouvre à la surface de la peau. Elles ont pour rôle de sécréter la **sueur**.

Les récepteurs cutanés sensibles

La peau contient un très grand nombre de récepteurs nerveux sensibles qui interviennent dans le sens du toucher et la perception des sensations. Ces récepteurs donnent chacun naissance à une fibre nerveuse qui transporte l'influx sensitif vers les centres nerveux de perception.

Il existe différents types de récepteurs sensibles : les terminaisons nerveuses libres (simple renflement de l'extrémité d'une fibre), les complexes de Merkel, les corpuscules de Meissner, de Ruffini, de Pacini, de Krause (ou de Golgi). Chacun de ces types de récepteurs est spécialisé pour un type particulier de sensations.

On distingue ainsi trois groupes de récepteurs :

- **les thermorécepteurs** qui réagissent aux stimulations thermiques, chaud ou froid ;
- **les nocicepteurs** qui enregistrent les stimulations douloureuses, quelle que soit la nature de celles-ci ;
- **les mécanorécepteurs** qui réagissent aux stimulations mécaniques (tact, pression, vibrations, etc.).

Étude anatomique

2 Physiologie

La peau a plusieurs rôles.

Rôle protecteur

La peau est résistante, elle sépare notre organisme du milieu extérieur et le protège des agressions de toute nature. Elle est mauvaise conductrice de la chaleur et protège aussi du froid. La peau contient de plus des substances colorées ou **pigments** (mélanine en particulier) qui ont un rôle de protection contre les radiations lumineuses et solaires. Les annexes de la peau ont également un rôle de protection : les poils protègent certains orifices contre les poussières extérieures (cils des yeux, poils du nez et des oreilles).

Rôle sécréteur

Par ses glandes sudoripares, la peau sécrète la sueur.

Constitution de la sueur

La **sueur** est un liquide aqueux contenant des sels (chlorure de sodium, de potassium), de l'urée et des substances acides de déchet.

Sécrétion de la sueur

La quantité de sueur éliminée est en moyenne de 1 000 mL par jour, plus forte en cas de travail musculaire important ou lorsque la température extérieure est élevée. La sueur est déversée de façon continue à la surface de la peau, mais habituellement cette sécrétion est inapparente car la sueur est immédiatement transformée en vapeur : c'est la **perspiration cutanée insensible**. Ce n'est que quand la sécrétion sudorale est abondante que les gouttes de sueur deviennent apparentes, constituant la **sudation** ou **transpiration**.

La sécrétion sudorale est influencée par le système nerveux (émotions), la circulation sanguine cutanée et certaines hormones.

Rôle de la sécrétion sudorale

La sécrétion de la sueur a un double rôle :

- élimination de déchets et de substances toxiques ;
- rôle dans le maintien de la température du corps : l'évaporation de la sueur entraîne un refroidissement qui permet à l'organisme d'éviter une élévation de température lorsqu'augmente la température extérieure ; la sécrétion sudorale intervient donc dans la lutte contre la chaleur. Ce phénomène contribue à maintenir la température corporelle dans d'étroites limites.

Rôle absorbant

Les phénomènes d'absorption par la peau sont peu intenses. Ils s'observent essentiellement au niveau des orifices des glandes et des poils, zones au niveau desquelles l'épiderme est aminci. En raison de la richesse en graisse des annexes de la peau (glandes sébacées), ce sont essentiellement des substances susceptibles de dissoudre les graisses, d'être dissoutes par elles, ou de modifier leur état physique qui sont absorbées.

Rôle sensoriel

La peau est douée d'une grande sensibilité car elle contient un nombre considérable de récepteurs sensibles qui donnent naissance aux fibres nerveuses qui constituent les nerfs sensitifs.

La sensibilité cutanée est ponctuelle avec des points de sensibilité élevée (correspondant au siège des récepteurs) entourés de zones de sensibilité faible.

Les sensations perçues par la peau sont de trois ordres :

- les sensations tactiles : elles permettent d'apprécier la forme, le volume, la résistance, le poids des objets ;
- les sensations douloureuses ;
- les sensations thermiques : elles permettent d'apprécier la température des objets.

Certaines régions sont relativement spécialisées, ainsi, le dos de la main et la joue enregistrent électivement les sensations thermiques.

La peau possède une sensibilité au contact très grande mais toute la surface cutanée n'est pas douée de la même finesse de perception. Cette dernière est maximale au niveau de la face palmaire de la main, à la pulpe des doigts, au bord des lèvres ; elle est minimale dans le dos et à la face postérieure des membres. La sensibilité tactile est d'autant plus grande sur un secteur donné que celui-ci est plus riche en corpuscules tactiles.

La finesse de la perception varie également avec l'état de la peau ; elle est d'autant plus grande que l'épiderme est plus mince ; elle diminue par le refroidissement ; elle est augmentée par le décapage de la peau. La sensibilité tactile peut s'affiner par l'exercice : par exemple, chez l'aveugle, le toucher joue un rôle de suppléance du sens manquant.

Les sensations sont transmises, par les fibres des nerfs sensitifs, aux centres nerveux. La vitesse de conduction nerveuse explique qu'il s'écoule environ 1/10e de seconde entre une excitation cutanée et sa perception consciente.

La finesse des sensations tactiles se mesure au moyen d'appareils appelés anesthésiomètres dont le plus connu est le compas de Weber ; chaque branche du compas se termine par une pointe. La finesse de la sensibilité est appréciée par la distance entre les pointes du compas nécessaire pour donner la sensation d'une double piqûre : à la pulpe des doigts cette distance est au plus égale à 1 mm, elle peut atteindre 5 mm dans le dos.

3 Structure des muqueuses

On désigne sous le nom de muqueuses tous les tissus qui tapissent la cavité des organes creux et des orifices naturels de l'organisme. Il existe donc une très grande variété de muqueuses : muqueuse buccale, intestinale, bronchique, vésicale, etc.
D'une façon générale, toutes les muqueuses ont une structure comparable. Elles comportent une couche de revêtement et une couche de support.

La couche de revêtement

Elle est située vers la cavité de l'organe dont la muqueuse fait partie. Elle est plus ou moins épaisse et contient :

- des glandes qui élaborent des sécrétions plus ou moins abondantes suivant l'organe considéré ;
- des poils auxquels on donne le nom de cils vibratiles.

La couche de support

Elle est située profondément par rapport à la couche précédente et contient les vaisseaux sanguins et les nerfs destinés à la muqueuse. Cette couche de support est appelée **sous-muqueuse**.
On voit donc qu'il existe une grande analogie de structure entre la peau et les muqueuses.

4 Rôle des muqueuses

Comme la peau, les muqueuses ont des rôles multiples.

Rôle protecteur

Les muqueuses protègent l'organe dont elles font partie contre les agressions (aliments, corps étrangers, etc.).

Rôle sécrétoire

Ce rôle est très important, en particulier au niveau des muqueuses digestives. Ce sont en effet les sécrétions de ces muqueuses qui assurent la digestion des aliments.

Rôle absorbant

Ce rôle est également très important, en particulier au niveau de l'intestin puisque c'est à ce niveau que s'effectue l'absorption des aliments dégradés par les sucs digestifs et que cette absorption est le premier temps de leur assimilation par l'organisme.

3

Les os

1 Étude des os

Les os sont des éléments durs qui servent de soutien aux parties molles et constituent la charpente du corps humain. L'ensemble des os constitue le squelette.

Conformation extérieure

La forme

La forme des os varie d'un os à l'autre. On distingue trois grands types d'os : les os longs, les os plats et les os courts (fig. 9) :

➔ **les os longs** sont ceux pour lesquels une dimension, la longueur, l'emporte de beaucoup sur la largeur et l'épaisseur. Les os longs présentent :

- une partie moyenne, le corps de l'os, appelé aussi **diaphyse** ;
- deux extrémités, renflées, appelées **épiphyses** ;

➔ **les os plats** sont ceux pour lesquels deux dimensions, la longueur et la largeur, prédominent sur l'épaisseur.

Les os plats présentent :

- deux faces ;
- des bords dont le nombre varie suivant l'os considéré ;

➔ **les os courts** sont ceux dont les trois dimensions sont à peu près égales.

La couleur

La couleur des os est blanc rosé chez le sujet jeune, jaunâtre chez le vieillard.

La surface

La surface des os est rendue irrégulière par la présence de saillies, de dépressions et d'orifices.

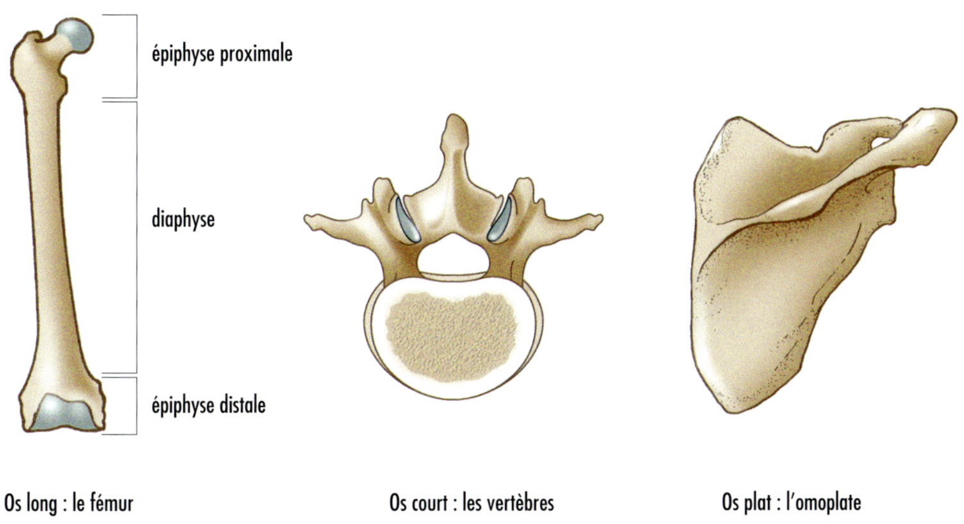

Fig. 9
Les 3 variétés d'os

Les saillies sont de forme et de dimensions très variables et sont, de ce fait, diversement dénommées : apophyse, tubercule, tubérosité, épine, crête, ligne. Leur présence est déterminée d'une part par l'insertion des muscles sur l'os, d'autre part par l'existence de surfaces articulaires avec les os voisins.

Les dépressions sont, comme les saillies, constituées par les surfaces articulaires avec les os voisins ou par des insertions musculaires.

Les orifices sont destinés à la pénétration dans l'os des vaisseaux nourriciers et des nerfs.

Composition chimique

Les os sont constitués par deux éléments chimiques : l'osséine et les sels minéraux.

L'osséine

L'**osséine** est une protéine qui constitue la matrice de l'os et sert de support aux sels minéraux.

Les sels minéraux

Les **sels minéraux** sont les éléments qui confèrent aux os leur rigidité et leur solidité. Ce sont pour l'essentiel (98 %) des sels de calcium. Le calcium est donc le constituant chimique essentiel de l'os.

Structure des os

Les os sont constitués par un tissu spécial, le tissu osseux.

Le tissu osseux

Le **tissu osseux** est formé de cellules osseuses, logées à l'intérieur d'une substance dure appelée **substance fondamentale osseuse** (fig. 10) :

les cellules osseuses sont appelées **ostéocytes** ; ce sont elles qui élaborent la substance fondamentale au sein de laquelle elles sont logées ;

la substance fondamentale, qui entoure les cellules, est disposée en lamelles stratifiées ;

les variétés du tissu osseux. Selon la disposition des cellules et la densité de la substance fondamentale, on distingue deux variétés de tissu osseux, le **tissu osseux compact** et le **tissu osseux spongieux** :

- le **tissu compact**, comme son nom l'indique, est particulièrement dense, épais, homogène et solide ; la substance fondamentale y est disposée en lamelles concentriques ;

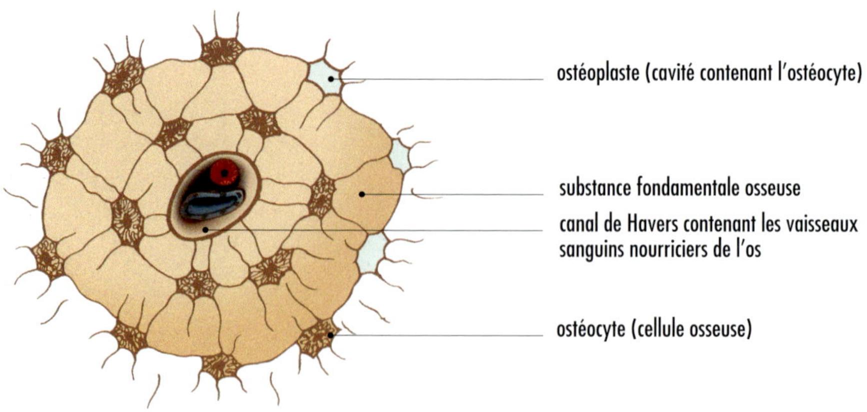

Fig. 10
Le tissu osseux

■ le **tissu spongieux** est moins dense et beaucoup plus léger ; les lamelles de substance fondamentale sont disposées en travées. Ces travées limitent entre elles des cavités remplies par la moelle osseuse. La disposition en réseau des travées osseuses rappelle la structure de l'éponge, d'où le nom de tissu spongieux. Les lamelles osseuses sont orientées dans le sens des pressions et des forces auxquelles l'os est soumis.

La structure des os

La structure des os varie en fonction de la forme de l'os.

Structure des os longs (fig. 11) :

■ le corps de l'os ou **diaphyse** est formé par un cylindre de tissu compact, très épais, qui forme la **corticale** ou **cortex** ; ce cylindre entoure une cavité dite **cavité** ou **canal médullaire** remplie de **moelle graisseuse** ;

■ les extrémités ou **épiphyses** sont formées de tissu spongieux recouvert d'une mince couche de tissu compact et de cartilage à l'endroit des surfaces articulaires ;

■ l'ensemble de l'os est recouvert par une membrane mince, le **périoste**, qui élabore les couches successives d'os compact.

Structure des os plats et courts. Ils sont constitués essentiellement de tissu spongieux entouré d'une mince couche de tissu compact.

Croissance des os

Les os, qui sont formés par ossification d'une ébauche apparue chez l'embryon, s'accroissent pendant l'enfance et l'adolescence.

L'accroissement en longueur

L'accroissement en longueur se fait grâce aux **cartilages de conjugaison**. Ce sont des zones non ossifiées situées à la jonction du corps (diaphyse) et des extrémités (épiphyses) des os longs et qui sont le siège d'une prolifération cellulaire active. Le cartilage de conjugaison se transforme en tissu osseux sur ses deux faces tandis qu'il se renouvelle par la multiplication des cellules de sa partie moyenne.

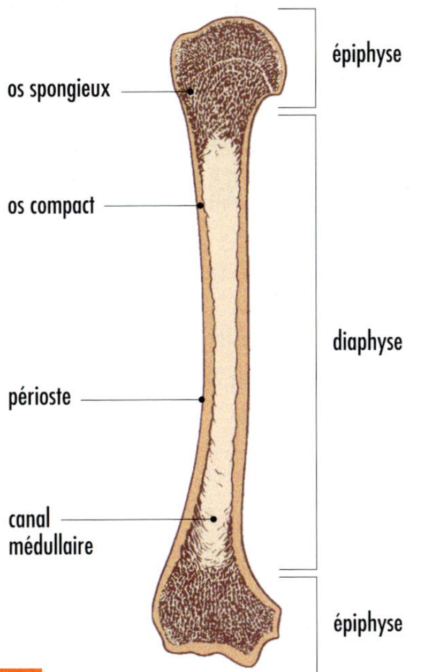

Fig. 11
Structure schématique d'un os long

Le cartilage de conjugaison persiste jusqu'à ce que l'os ait atteint son complet développement ; il cesse alors de se régénérer et s'ossifie à son tour ; l'allongement osseux est alors terminé. Cet arrêt de croissance se produit à un âge variable suivant les os et les individus, en moyenne entre 18 et 25 ans.

L'accroissement en épaisseur

L'accroissement en épaisseur s'effectue grâce au périoste qui, par sa couche profonde, élabore des couches successives d'os qui s'apposent sur les couches plus profondes. Parallèlement, le centre de la diaphyse se résorbe et disparaît pour former le canal médullaire qui s'élargit lors de la croissance. La formation du canal médullaire conserve à l'os une solidité considérable tout en l'allégeant beaucoup.

2 Description succincte du squelette

Le squelette humain comporte 200 os qui forment le support des différentes parties de l'organisme (fig. 12).

La tête

Le squelette de la tête comporte deux parties, le crâne et la face.

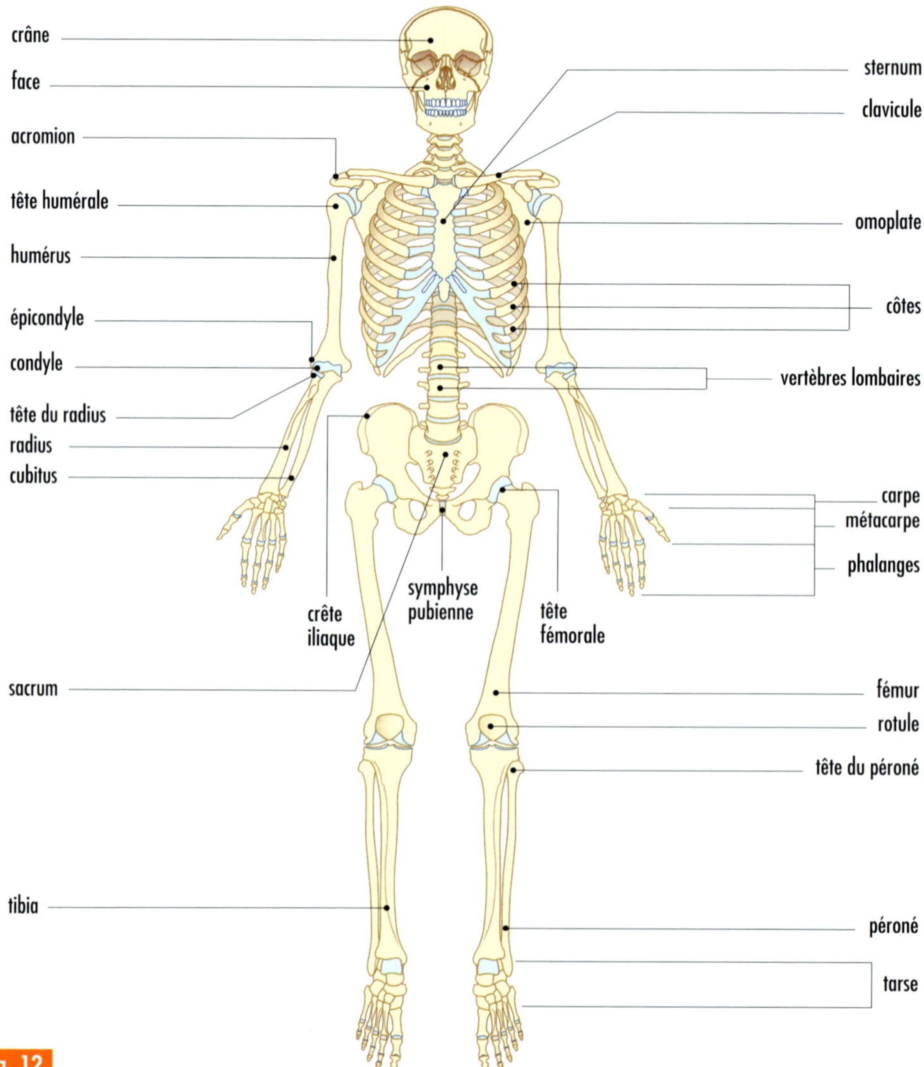

Fig. 12

Squelette de l'homme

Le crâne

Le **crâne** est formé par huit os étroitement engrenés les uns avec les autres et formant une boîte, solide, rigide, indéformable (fig. 13).
Cette boîte, de forme grossièrement sphérique contient l'ensemble de la masse cérébrale.
La paroi supérieure de la boîte est la voûte du crâne ; elle est formée par les os suivants : le **frontal**, les deux **temporaux**, les deux **pariétaux**, l'**occipital**.
La paroi inférieure de la boîte est la base du crâne. Elle est formée par les os suivants : le **frontal**, l'**ethmoïde**, le **sphénoïde**, les deux **temporaux** et l'occipital. Elle est percée par un très grand nombre d'orifices qui livrent passage à des vaisseaux et nerfs issus de la masse cérébrale ou s'y rendant.

La face

La **face** est formée par 14 os (fig. 14).
Treize d'entre eux sont fixes, étroitement engrenés les uns avec les autres ainsi qu'avec les os de la partie antérieure de la base du crâne et forment un massif osseux solide et immobile, solidaire du crâne, le **massif facial**. Ces treize os sont : les deux **maxillaires supérieurs**, les deux **malaires**, les deux **os propres du nez**, les deux **palatins**, les deux **unguis**, les deux **cornets inférieurs**, le **vomer**. Ce sont les deux maxillaires supérieurs qui portent les dents de la mâchoire supérieure.
Le quatorzième os est le seul os mobile de la face : c'est le **maxillaire inférieur** qui est porteur des dents de la mâchoire inférieure. Cet os s'articule de chaque côté avec le temporal à la base du crâne.
Au squelette de la face peut être rattaché l'**os hyoïde**, situé à la base de la langue et sur lequel s'insèrent tous les muscles de la langue.

La colonne vertébrale

Elle est formée par 33 ou 34 os superposés, les **vertèbres**.

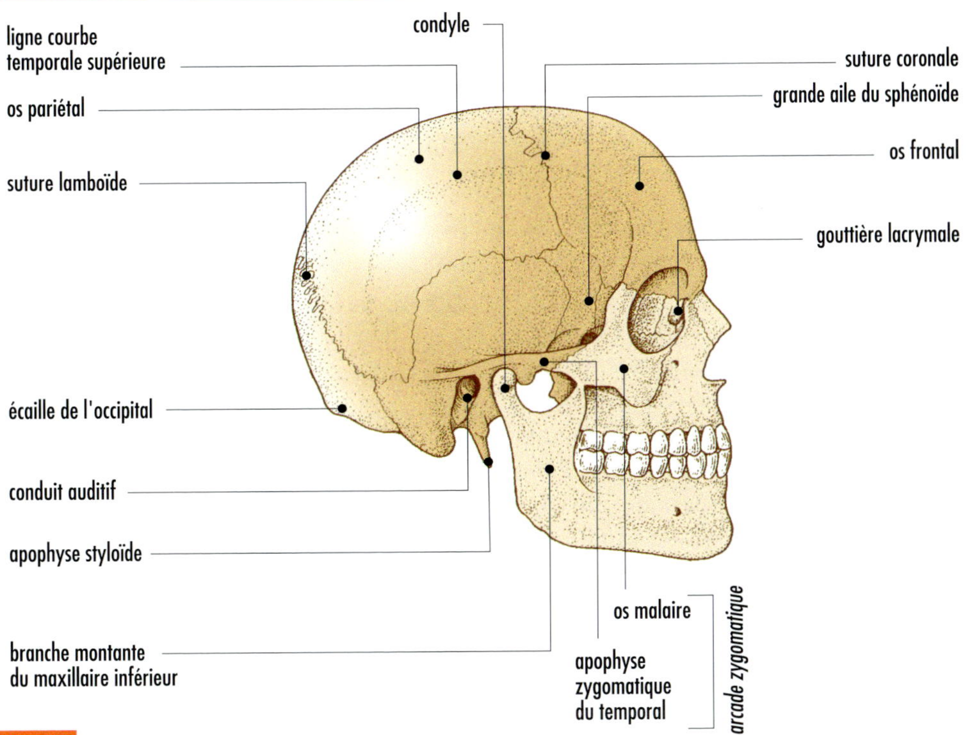

Fig. 13
Le squelette de la tête (face latérale)

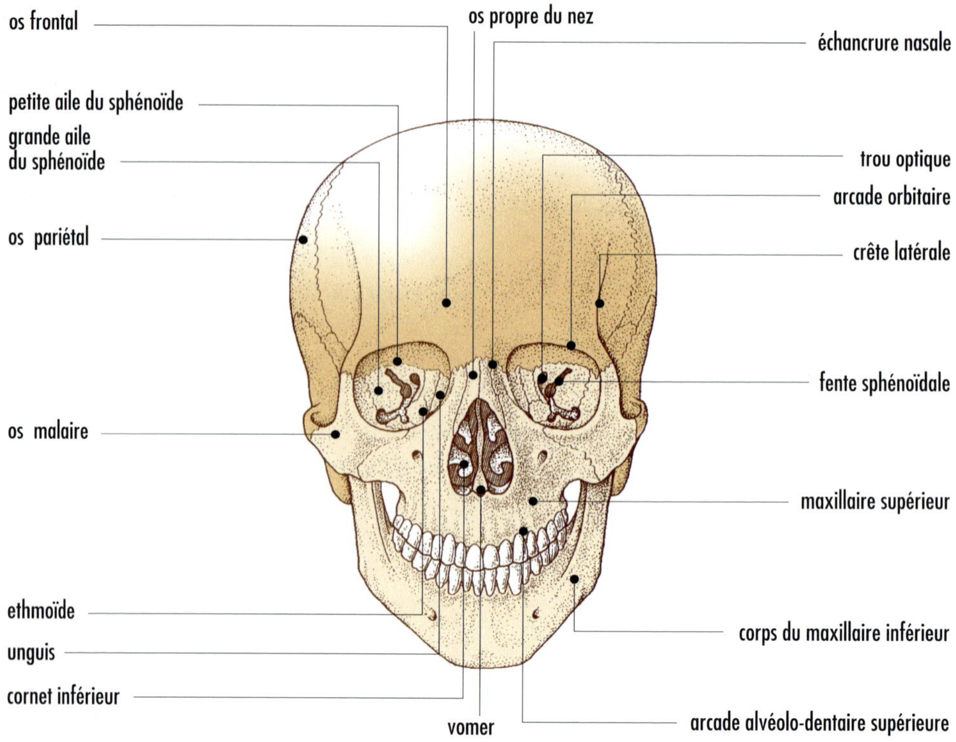

Fig. 14

Le squelette de la tête (face antérieure)

Caractères généraux des vertèbres

Chaque vertèbre est formée par :

➔ **une partie antérieure,** massive, pleine, le **corps vertébral** ;

➔ **une partie postérieure,** mince et irrégulière, l'**arc postérieur**. L'arc postérieur limite avec le corps vertébral un orifice, le **trou rachidien**. La superposition des trous rachidiens de toutes les vertèbres forme à l'intérieur de la colonne vertébrale un canal continu, le canal vertébral ou **canal rachidien** qui contient la moelle épinière, les nerfs vertébraux et les méninges.

Différents types de vertèbres

Suivant la région à laquelle appartiennent les vertèbres, on distingue, de haut en bas :

➔ **les vertèbres cervicales** (région du cou) : elles sont au nombre de 7 (fig. 15) ;

➔ **les vertèbres dorsales** (au niveau du thorax) : elles sont au nombre de 12 (fig. 16) ;

➔ **les vertèbres lombaires,** au nombre de 5 (fig. 17) ;

➔ **les vertèbres sacrées :** au nombre de 5, elles sont soudées entre elles et forment un os unique, le **sacrum** ;

➔ **les vertèbres coccygiennes :** au nombre de 4 ou 5, elles sont également soudées et forment le **coccyx**.

La colonne vertébrale dans son ensemble

Elle forme un tube osseux creux qui est l'axe du tronc et qui abrite la moelle épinière (fig. 18).

La colonne vertébrale n'est pas rectiligne mais présente plusieurs courbures dans le plan antéro-postérieur. De haut en bas ce sont :

- **une courbure cervicale,** convexe en avant ;
- **une courbure dorsale,** concave en avant ;
- **une courbure lombaire,** convexe en avant ;
- **une courbure sacro-coccygienne,** concave en avant.

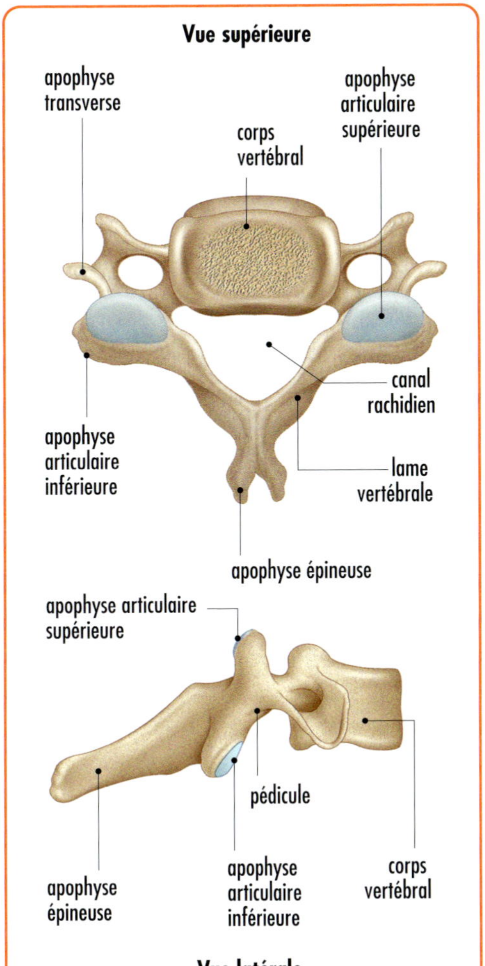

Fig. 15
Vertèbre cervicale

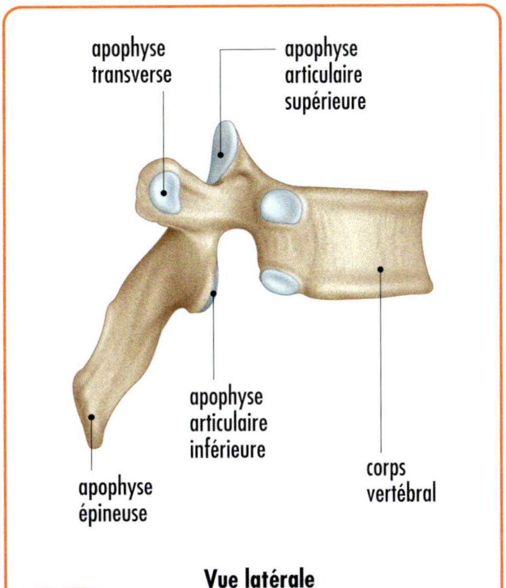

Fig. 16
Vertèbre dorsale

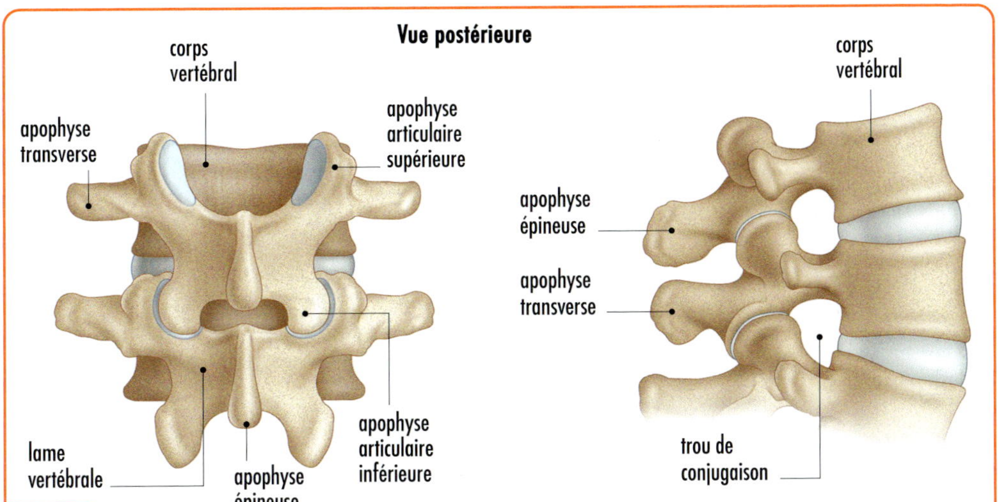

Fig. 17
Vertèbre lombaire

La cage thoracique

La **cage thoracique** est formée : en arrière par la portion dorsale de la colonne vertébrale, latéralement par les côtes et en avant par le sternum (fig. 19).

Les côtes

Les **côtes** sont au nombre de 12 de chaque côté. Ce sont des os plats dont l'extrémité postérieure s'articule avec la colonne vertébrale et dont l'extrémité antérieure s'articule avec un cartilage costal. On distingue trois groupes de côtes :

- **les vraies côtes** (7 premières côtes) qui ont un cartilage propre qui s'articule avec le sternum ;
- **les fausses côtes** (8e, 9e, 10e côtes) qui ont un cartilage commun articulé avec le 7e cartilage ;
- **les côtes flottantes** (11e et 12e côtes) dont l'extrémité antérieure est libre.

Le sternum

Le **sternum** est un os aplati situé verticalement à la partie antérieure et médiane du thorax et articulé de chaque côté avec la clavicule et les sept premiers cartilages costaux.

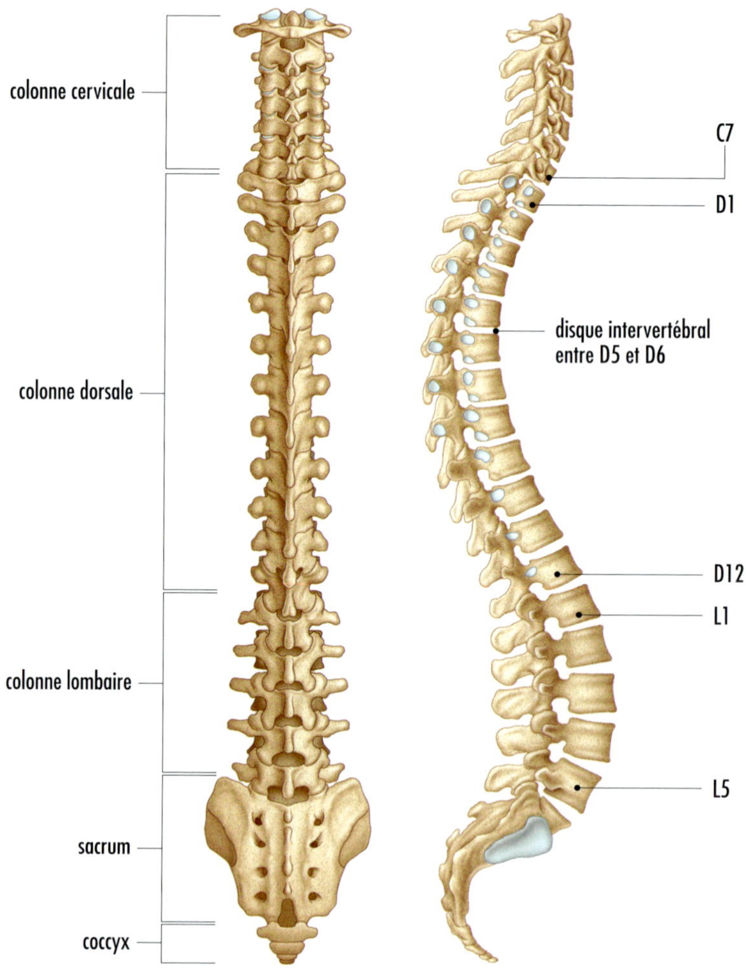

Fig. 18
Colonne vertébrale : face et profil

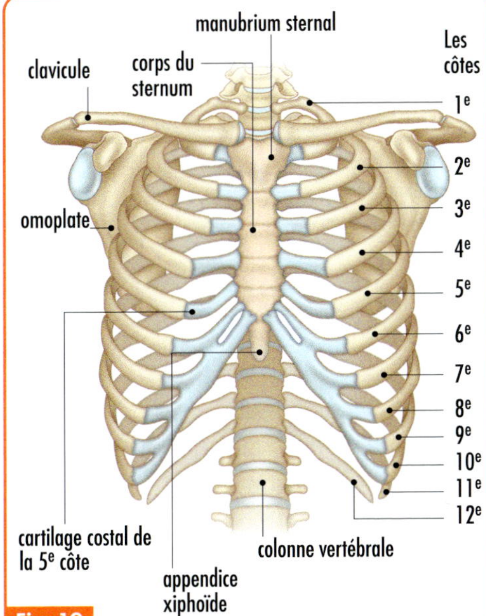

Fig. 19

Cage thoracique (vue antérieure)

L'ensemble osseux

L'ensemble osseux formé par les éléments précédents forme le **thorax** ou **cage thoracique** qui contient le cœur et les poumons. La cage thoracique est relativement souple et mobile ; cette mobilité entre en jeu dans les mouvements respiratoires.

Les membres

Le squelette des membres a une constitution comparable au membre supérieur et au membre inférieur. Chacun d'eux est en effet constitué de quatre segments : un segment qui rattache le membre au tronc (ce segment est appelé ceinture) et trois segments mobiles.

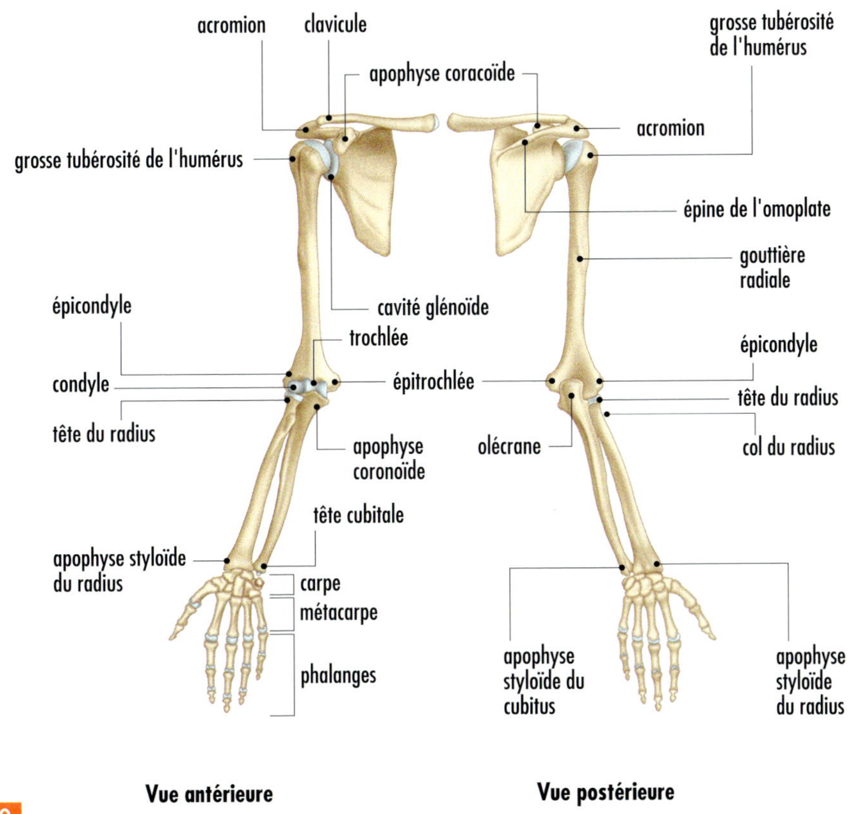

Fig. 20

Le squelette du membre supérieur

Ce schéma général du membre supérieur permet de visualiser l'emplacement des différents os les uns par rapport aux autres.

Le membre supérieur

Le **membre supérieur** comporte les quatre segments suivants (fig. 20) :

➔ **la ceinture scapulaire** qui rattache le membre à la partie haute du tronc. Elle est constituée par la **clavicule** en avant et l'**omoplate** en arrière. C'est l'omoplate qui est porteuse de l'articulation avec l'os du bras (ou épaule) ;

➔ **le bras** dont le squelette est formé par un seul os, l'**humérus**. L'humérus s'articule en haut avec l'omoplate et en bas avec le squelette de l'avant-bras (articulation du coude) ;

➔ **l'avant-bras** dont le squelette est formé par deux os : le **radius** en dehors et le **cubitus** en dedans. Ces deux os s'articulent avec l'humérus en haut et avec les os du carpe en bas ;

➔ **la main** est formée par 21 os disposés en trois parties :

- le **carpe** (squelette du poignet) est formé par 8 petits os disposés en deux rangées, supérieure (scaphoïde, semi-lunaire, pyramidal, pisiforme) et inférieure (trapèze, trapézoïde, grand os, os crochu) ;
- le **métacarpe** (squelette de la paume de la main) est formé par cinq os longs, les métacarpiens. Le métacarpien du pouce est doué d'une grande mobilité qui permet à ce doigt de s'opposer aux quatre autres ;
- les **phalanges** (squelette des doigts) sont de petits os longs. Il existe deux phalanges pour le pouce et trois phalanges pour les autres doigts.

Le membre inférieur

Le **membre inférieur** comporte les quatre segments suivants (fig. 21) :

➔ **la ceinture pelvienne** est constituée de chaque côté par un os volumineux, l'**os iliaque**. Les deux os iliaques s'articulent entre eux en avant (cette articulation s'appelle la **symphyse pubienne**) et avec le sacrum en arrière, qui est encastré entre les deux os iliaques. L'os iliaque est porteur d'une cavité

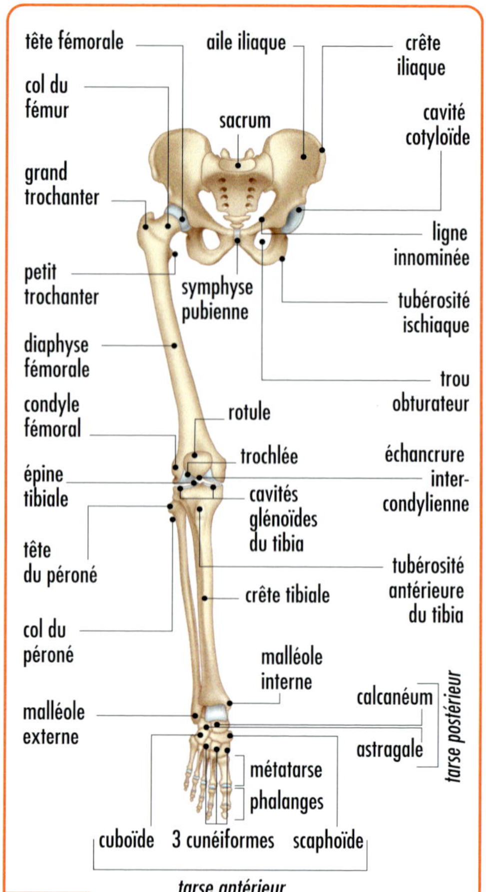

Fig. 21

Le squelette du membre inférieur

articulaire (le **cotyle** ou cavité cotyloïde) où s'articule l'os de la cuisse (articulation de la **hanche**). L'ensemble du sacrum et des deux os iliaques constitue le **bassin osseux**, volumineux massif osseux évasé vers le haut (grand bassin) et étroit vers le bas (petit bassin) ;

➔ **la cuisse** est formée par un seul os long, le **fémur**. Celui-ci s'articule en haut avec l'os iliaque et en bas avec le **tibia** (articulation du genou) ;

➔ **la jambe** est formée par deux os, le **tibia** en dedans et le **péroné** en dehors. Le tibia s'articule avec le fémur en haut ; les deux os s'articulent avec le tarse en bas (articulation de la **cheville** ou du cou-de-pied) ; à la face antérieure du genou se trouve la **rotule** ;

➡ **le pied** est formé par 26 os disposés en trois parties :

- le **tarse** (squelette de l'arrière-pied) formé par sept os : l'**astragale** (qui s'articule avec les os de la jambe), le **calcanéum** (os du talon), le **scaphoïde**, le **cuboïde** et trois **cunéiformes** ;
- le **métatarse** (squelette de l'avant-pied), homologue du métacarpe de la main, est formé par cinq os longs, les **métatarsiens** ; le premier métatarsien est fixe, contrairement à ce que l'on observe à la main pour le premier métacarpien ;
- les **phalanges** (squelette des orteils) ont la même disposition qu'à la main ; il existe deux phalanges pour le gros orteil et trois pour les autres orteils.

Les articulations

4

1 Classification des articulations

On nomme articulation **la zone d'union de pièces différentes du squelette, cette union étant plus ou moins serrée selon l'articulation considérée.**
Selon l'étendue des mouvements dont elles sont le siège, on divise les articulations en trois catégories.

Les articulations fixes

Elles ne sont le siège d'aucun mouvement. Le type en est représenté par les articulations des os du crâne dont les bords, irrégulièrement dentelés, s'engrènent avec ceux des os voisins.

Les articulations semi-mobiles

Elles ne sont le siège que de mouvements de très faible amplitude car les extrémités osseuses en présence sont unies par des trousseaux fibreux très courts et très solides qui ne permettent que des déplacements réduits. Le type de ces articulations est représenté par les articulations des vertèbres entre elles ; celles-ci sont réunies par un bourrelet appelé **disque intervertébral**.

Les articulations mobiles

Elles sont le siège de mouvements amples. Ceux-ci sont dus à l'élasticité et à la laxité des moyens d'union des extrémités osseuses en présence. Le type en est représenté par les articulations des membres.

2 Structure des articulations

Seules les articulations mobiles seront étudiées ici car ce sont celles dont la conformation est la plus typique. Les différents éléments constitutifs d'une articulation sont : les surfaces articulaires, les moyens d'union, l'organe de glissement.

Les surfaces articulaires (fig. 22)

Ce sont les zones au niveau desquelles deux os voisins entrent en contact. Les surfaces articulaires sont recouvertes d'une couche plus ou moins épaisse de cartilage, le **cartilage articulaire**. Celui-ci est lisse, poli, souple, extensible et compressible, ce qui lui permet de supporter sans dommage des pressions importantes. Le cartilage articulaire est le véritable organe de glissement des extrémités osseuses l'une sur l'autre. Toute altération du cartilage (**arthrose**) entraîne de graves troubles dans le fonctionnement de l'articulation.

La forme des surfaces articulaires est variable et permet de décrire différentes variétés d'articulations mobiles : articulations à surfaces planes, cylindriques, sphériques, ovoïdes, en forme de poulie, à emboîtement réciproque. Dans un certain nombre d'articulations, les dimensions ou les courbures d'une des surfaces ne répondent pas exactement aux dimensions ou aux courbures de l'autre surface. La correspondance exacte entre les deux est alors rétablie par des formations fibro-cartilagineuses :

- **les bourrelets :** ce sont des anneaux de tissu fibreux attachés à la périphérie d'une surface articulaire et destinés à en augmenter l'étendue ou la profondeur ; la face du bourrelet qui regarde l'articulation est recouverte de cartilage articulaire ;
- **les ménisques :** ils ont le même rôle mais ils sont simplement interposés entre les surfaces articulaires ; ils n'adhèrent à aucune de celles-ci et sont simplement fixés à la capsule articulaire.

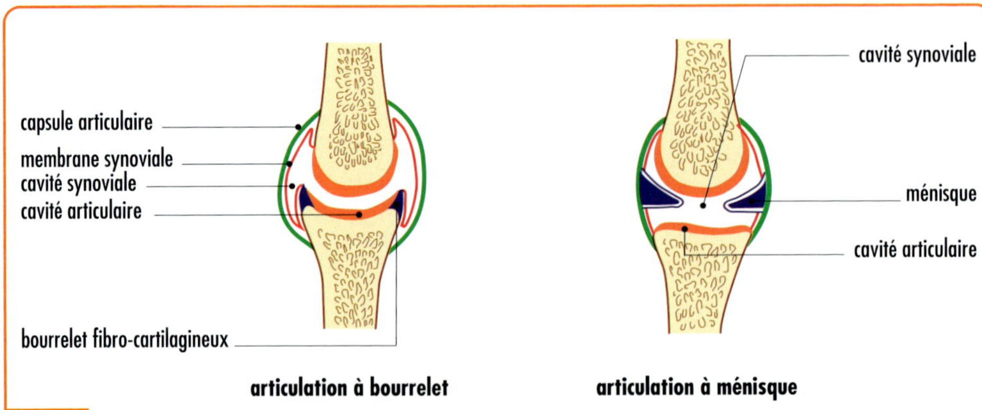

Fig. 22
Constitution schématique d'une articulation

Les moyens d'union

Au niveau de chaque articulation, les surfaces osseuses en présence sont maintenues en contact par une capsule articulaire et par des ligaments.

La capsule articulaire

La capsule articulaire est un manchon fibreux étendu d'un os à l'autre. La capsule s'insère au voisinage des surfaces articulaires et les entoure complètement. Son épaisseur et sa laxité varient d'une articulation à l'autre et dépendent de la mobilité de celle-ci : plus la capsule est large et plus les mouvements sont amples.

Les ligaments

Les ligaments sont des trousseaux fibreux épais et résistants qui renforcent la capsule. Certains ligaments ne sont que des zones épaissies de la capsule et sont indissociables de celle-ci, d'autres sont indépendants d'elle (fig. 23).

L'organe de glissement

Il est représenté par la **synoviale.** La synoviale est une membrane mince qui s'insère au pourtour des surfaces de cartilage articulaire et qui tapisse la face profonde de la capsule. La synoviale forme avec les surfaces cartilagineuses une cavité close, la **cavité articulaire**.

La cavité articulaire contient une petite quantité de liquide clair, visqueux, filant, le liquide synovial ou **synovie**. Ce liquide est sécrété par la synoviale et joue un rôle de lubrifiant de l'articulation.

Au voisinage de l'articulation existent fréquemment des organes de glissement qui facilitent la course des tendons sur le plan osseux ; on leur donne le nom de bourses séreuses ; les **bourses séreuses** peuvent communiquer avec la cavité articulaire.

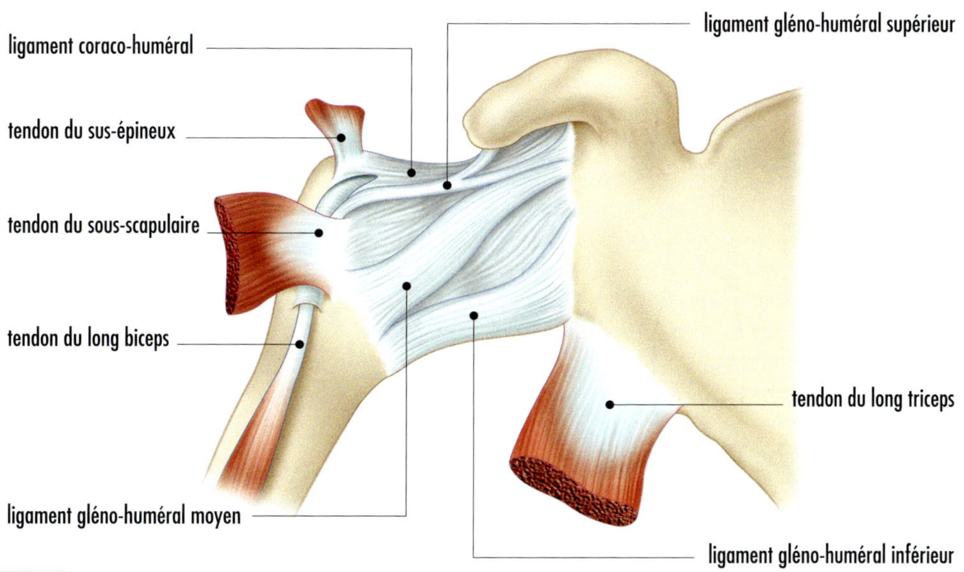

Fig. 23
Articulation de l'épaule (vue antérieure)

3 Rôle des articulations

Les articulations sont les charnières au niveau desquelles s'effectue la mobilisation des os voisins l'un par rapport à l'autre (fig. 24).
Les mouvements dont les articulations peuvent être le siège appartiennent aux variétés suivantes :

- **le glissement simple,** en cas de surfaces articulaires planes qui se déplacent en sens opposé ;
- **la flexion** rapproche l'un de l'autre deux os voisins en diminuant leur angle de réunion ;
- **l'extension** est le mouvement inverse du précédent ;
- **l'adduction** rapproche de la ligne médiane du corps humain un membre ou segment de membre ;
- **l'abduction,** mouvement inverse du précédent, écarte un membre ou segment de membre de l'axe du corps ;
- **la rotation** fait pivoter en tournant une des pièces osseuses sur l'autre ;
- **la circumduction** combine les mouvements précédents de façon à faire décrire à un membre un cône dont le sommet est à l'articulation proximale.

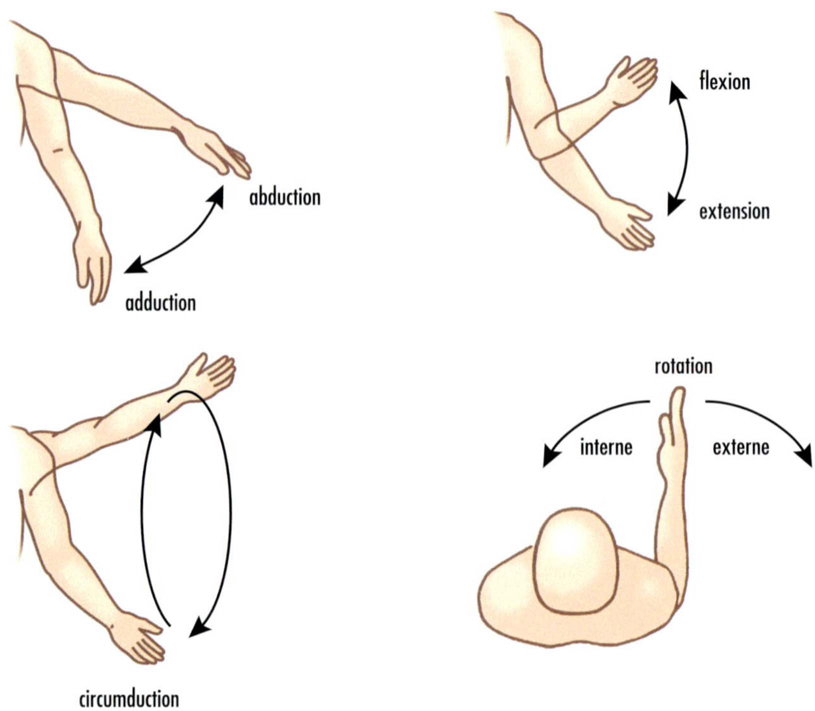

Fig. 24

Différents types de mouvements articulaires

5

Les muscles

1

Structure des muscles

Aspect morphologique

On distingue deux grandes catégories de muscles : les muscles striés et les muscles lisses.

Les muscles striés

La propriété caractéristique des muscles striés est que leur contraction est soumise au contrôle de la volonté.

➔ **Forme.** D'une façon générale chaque muscle strié comporte une partie moyenne, le **corps charnu**, et deux extrémités par lesquelles il s'insère.

Selon la forme du corps charnu on distingue (fig. 25) :

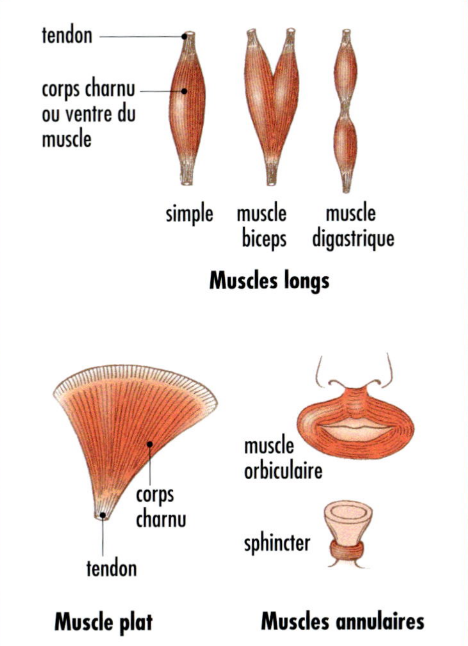

Fig. 25
Les différents types de muscles

- des **muscles longs** : le corps charnu est fusiforme et se termine à chaque extrémité par un **tendon**. Quelquefois, l'une des extrémités du muscle comporte deux ou plusieurs tendons : on parle alors de muscle **biceps**, **triceps** ou **quadriceps**. Parfois un muscle comporte deux corps charnus réunis par un tendon intermédiaire : il s'agit d'un muscle **digastrique** ;
- des **muscles plats** : le corps charnu est étalé en éventail ; le muscle ne présente pas de tendon à une ou à ses deux extrémités et ce sont les fibres charnues qui s'insèrent directement sur la zone d'insertion ;
- des **muscles courts** : le corps charnu est très court, les tendons font défaut, les fibres charnues s'insèrent directement ;
- des **muscles annulaires** : le corps charnu est en forme d'anneau entourant un orifice naturel (bouche, paupière) ou un viscère creux (urètre, anus). Dans le premier cas il s'agit d'un muscle **orbiculaire**, dans le second cas d'un **sphincter**.

➔ **Insertions.** D'une façon générale, les insertions des muscles se font sur des saillies ou des dépressions de la surface des os ; certains muscles s'insèrent à la face profonde de la peau : ces muscles sont dits **peauciers**.

La façon dont les muscles s'insèrent est variable et se fait :

• soit par un tendon ;
• soit par une **aponévrose d'insertion** (tendon aplati) pour certains muscles plats ;
• soit par implantation directe des fibres charnues.

➔ **Enveloppes.** Les muscles striés possèdent une double enveloppe : une gaine propre au contact des fibres charnues, le **périmysium**, et une gaine distincte de la précédente qui sépare les muscles les uns des autres, l'**aponévrose d'enveloppe**.

➡ **Organes de glissement.** Les tendons coulissent sur les os sous-jacents par des organes de glissement appelés **bourses séreuses**.

Les muscles lisses

La propriété caractéristique des muscles lisses est que leur contraction échappe entièrement au contrôle de la volonté. Leur commande est entièrement sous la dépendance du système nerveux végétatif qui règle le fonctionnement de tous les viscères de l'organisme.

Les muscles lisses entrent dans la constitution de la paroi de tous les viscères creux de l'organisme : tube digestif, voies excrétrices urinaires, voies respiratoires, vaisseaux sanguins, etc.

Composition chimique

Les principaux éléments constitutifs des muscles sont :

➡ **l'eau** qui forme 75 à 80 % de la masse musculaire ;

➡ **des éléments minéraux,** notamment sodium, potassium, magnésium, calcium ;

➡ **des protéines :**

- la **myoglobine**, élément constitutif de la cellule musculaire ;
- l'**actine**, la **myosine** et l'**actomyosine** qui sont des protéines contractiles.

Étude microscopique

L'examen au microscope du tissu musculaire montre que celui-ci est composé de cellules allongées, appelées **fibres musculaires**.

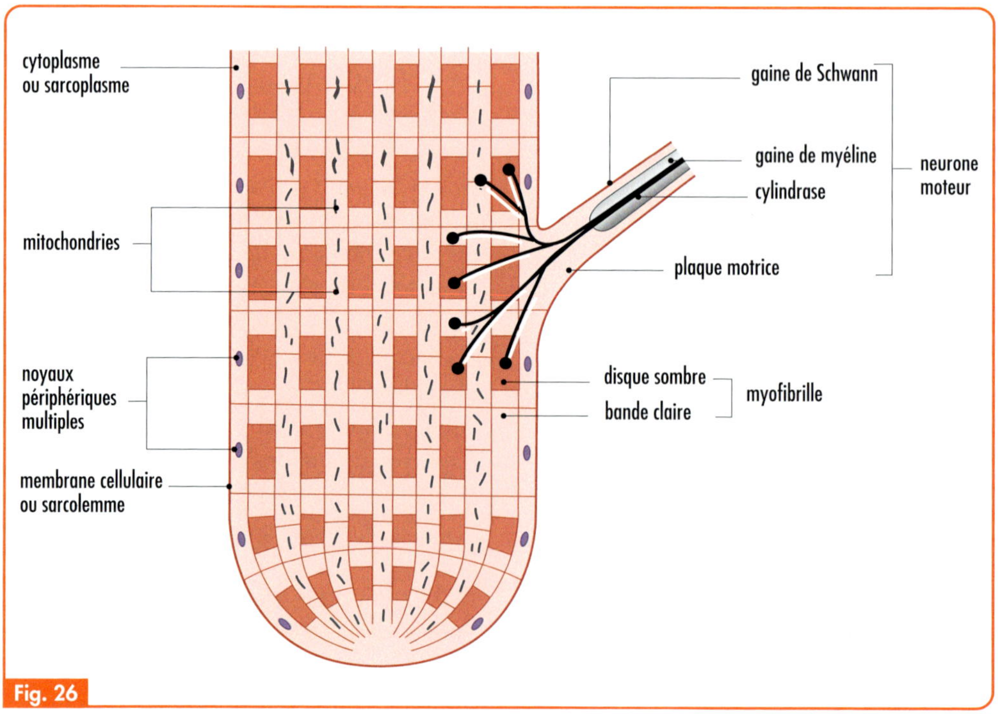

Fig. 26
La fibre musculaire striée

La fibre musculaire striée

La fibre musculaire striée (fig. 26) a pour caractéristique fondamentale de contenir des éléments contractiles appelés **myofibrilles** qui apparaissent striées par l'alternance de bandes claires et de bandes sombres. Lors de la contraction musculaire, la fibre musculaire se raccourcit par diminution de hauteur des bandes claires ; le phénomène inverse se produit lors de l'allongement. Mais surtout, la contraction de la fibre musculaire striée a pour caractère essentiel d'être rapide.

La fibre musculaire lisse

La fibre musculaire lisse diffère de la fibre striée par le fait que les myofibrilles sont homogènes et dépourvues de toute striation et que sa contraction est lente et puissante (fig. 27).

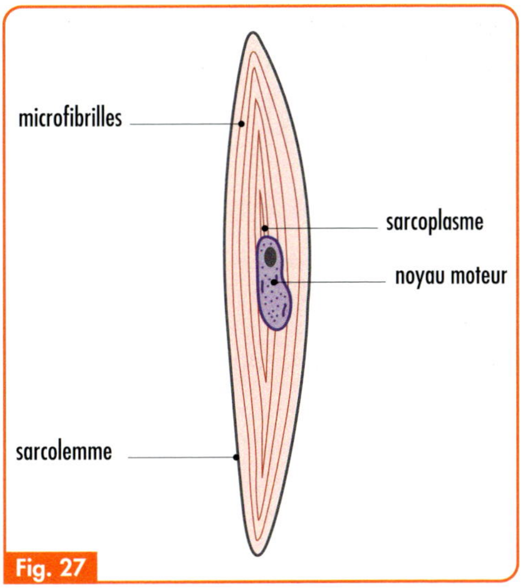

Fig. 27
La fibre musculaire lisse

2 Physiologie des muscles

Propriétés biologiques du muscle strié

Les propriétés essentielles du muscle strié sont : l'**excitabilité**, la **contractilité**, l'**élasticité**, la **tonicité**.

L'excitabilité

L'excitabilité est la propriété que possède le muscle de répondre par une contraction à toute excitation portée sur lui. Normalement, le muscle est soumis à l'action de son nerf moteur qui lui transmet des influx nerveux générateurs de contractions musculaires ; les filets nerveux dont l'ensemble constitue le **nerf moteur** abordent chacun une fibre musculaire au niveau d'une zone particulière appelée **plaque motrice**. Mais le muscle réagit également à d'autres types d'excitation : mécanique (pincement), thermique, chimique, électrique.

La contractilité

La contractilité est la faculté que possède le muscle de se raccourcir à toute excitation et de mobiliser ainsi les éléments osseux sur lesquels il est fixé. Chaque contraction entraîne le raccourcissement, l'épaississement et le durcissement du muscle. Il faut noter cependant que lors de la contraction d'un muscle toutes les fibres ne sont pas excitées à la fois.

L'élasticité

L'élasticité est la propriété que possède le muscle de se laisser allonger par traction et de revenir à sa position première lorsque cesse la traction. Cette propriété rend harmonieuses les contractions musculaires successives.

La tonicité

La tonicité est la propriété que possède le muscle d'être, en dehors de tout mouvement actif et de toute contraction volontaire, en état permanent de tension, de légère contraction involontaire. Cet état est appelé tonus musculaire. Le **tonus musculaire** est diminué ou supprimé lorsque le nerf moteur du muscle est interrompu.

Phénomènes biologiques accompagnant la contraction musculaire

La contraction musculaire s'accompagne de phénomènes thermiques, électriques, hormonaux, mécaniques et chimiques.

Phénomènes thermiques

Tout muscle qui se contracte produit de la chaleur. Mais même au repos le muscle produit une petite quantité de chaleur (chaleur de repos). Cette production de chaleur augmente rapidement lors de la contraction, ce qui explique l'échauffement observé lors du travail musculaire.

Phénomènes électriques

Lors de la contraction musculaire se produit un changement de la charge électrique à la surface du muscle donnant naissance à un courant d'action.

➔ Phénomènes hormonaux

Dans les conditions normales, la contraction musculaire est déclenchée par l'influx nerveux. Celui-ci entraîne la libération au niveau de la plaque motrice (jonction nerf-muscle) d'une substance chimique spéciale appelée médiateur chimique. Pour les muscles striés, le médiateur chimique est l'**acétylcholine**. Ce produit déclenche la contraction musculaire.

Phénomènes mécaniques

Tout muscle qui se contracte produit un travail qui se traduit soit par le déplacement des segments osseux sur lesquels s'insère le muscle (travail dynamique), soit par le maintien d'une position fixe, comme par exemple le fait de porter un objet (travail statique). Ces deux types de travail peuvent être mesurés.

Phénomènes chimiques

La contraction musculaire entraîne une dépense d'énergie au niveau du muscle. Cette énergie est fournie par des réactions chimiques complexes : dégradation des glucides (sucres) et des acides gras. Ces réactions se déroulent en deux phases : une phase de contraction suivie d'une phase de restauration au cours de laquelle se reconstituent les réserves du muscle.

Physiologie de la fibre musculaire lisse

Le fonctionnement du muscle lisse obéit aux mêmes lois que le muscle strié. Ses propriétés sont les mêmes que celles du muscle strié et les phénomènes thermiques, chimiques, électriques, etc., sont identiques dans ces deux types de muscle.
Les seules différences sont que la contraction de la fibre lisse est beaucoup plus lente que celle de la fibre striée et que cette contraction peut se propager de proche en proche réalisant une **contraction péristaltique** ; les contractions péristaltiques sont observées par exemple au niveau du tube digestif (contractions intestinales).

3 Description succincte des muscles

Le corps humain possède 637 muscles striés dont 315 sont pairs et symétriques et 7 sont impairs.

Muscles de la tête (fig. 28)

Ils comprennent trois groupes de muscles :

- les muscles annexés aux organes de la tête (muscles de l'oreille, de la langue, du palais, etc.) qui seront étudiés avec l'appareil auquel ils appartiennent ;
- les muscles masticateurs ;
- les muscles peauciers.

Ces deux derniers groupes seront seuls étudiés ici.

Les muscles masticateurs sont les muscles élévateurs de la mâchoire inférieure.

Les muscles abaisseurs de la mâchoire font partie des muscles du cou.

Les muscles masticateurs

Les **muscles masticateurs** sont, de chaque côté : le **temporal**, le **masséter**, les **ptérygoïdiens**.

Les muscles peauciers

Les muscles peauciers sont caractérisés par le fait qu'au moins une de leurs insertions se fait à la face profonde de la peau. Ils ont donc un rôle essentiel dans la mimique. On distingue parmi ces muscles :

- les muscles peauciers du crâne : **occipital** et **frontal**, qui mobilisent le cuir chevelu ;
- les muscles peauciers de l'oreille ou **auriculaires** ;
- les muscles des paupières et des sourcils : **orbiculaire des paupières** (ferme celles-ci) et **sourcilier** ;
- les muscles du nez : **dilatateur de la narine**, **transverse du nez**, **myrtiforme**, **pyramidal** ;
- les muscles des lèvres et du menton : **orbiculaire des lèvres** (ferme la bouche), **releveurs** de l'**aile du nez et de la paupière supérieure**, **zygomatiques**, **canin**, **buccinateur**, **risorius de Santorini**, **triangulaire des lèvres**, **carré** et **houppe du menton**.

Muscles de la région antérieure et latérale du cou (fig. 29)

Ils comprennent trois groupes de muscles :

- muscles prévertébraux ;
- muscles insérés sur l'os hyoïde ;
- muscles latéraux du cou.

Les muscles prévertébraux

Les muscles prévertébraux (**droits antérieurs**, **droit latéral**, **long du cou**) sont fléchisseurs de la tête ou l'inclinent latéralement lorsque la contraction est unilatérale.

Les muscles insérés sur l'os hyoïde

Les muscles insérés sur l'os hyoïde :

- ceux situés au-dessus de l'os hyoïde (**sus-hyoïdiens**) abaissent la mâchoire inférieure ;
- ceux situés au-dessous (**sous-hyoïdiens**) contribuent aux mouvements du larynx.

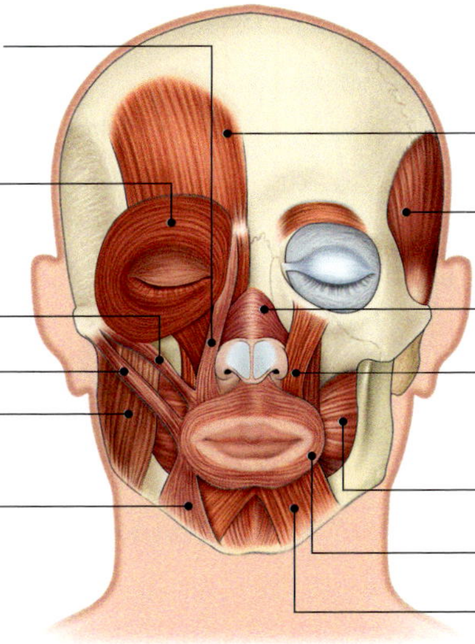

Fig. 28

Muscles de la tête (vue de face)

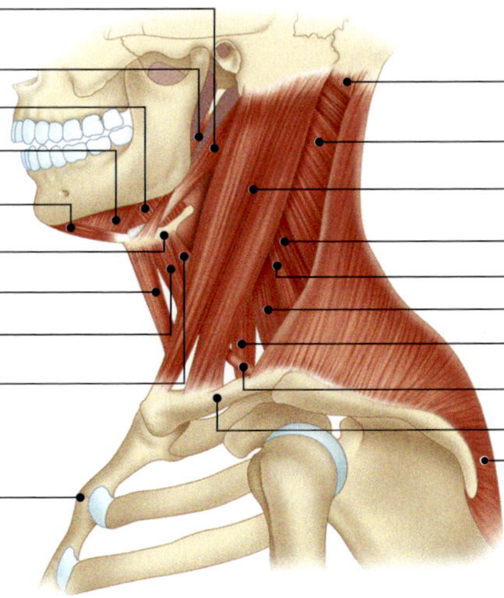

Fig. 29

Muscles du cou

Les muscles latéraux du cou

Les **muscles latéraux du cou** sont, de la profondeur à la superficie :

- les **scalènes** qui sont inspirateurs ou inclinent la tête latéralement ;
- le **sterno-cléido-mastoïdien** qui incline, fléchit et tourne la tête ;
- le **peaucier du cou** qui complète l'action des peauciers du visage.

Muscles de la nuque et du dos (fig. 30)

On peut schématiquement en distinguer deux groupes : les muscles profonds et les muscles superficiels.

Les muscles profonds

Les **muscles profonds** sont étendus sur toute la hauteur de la colonne vertébrale ; très

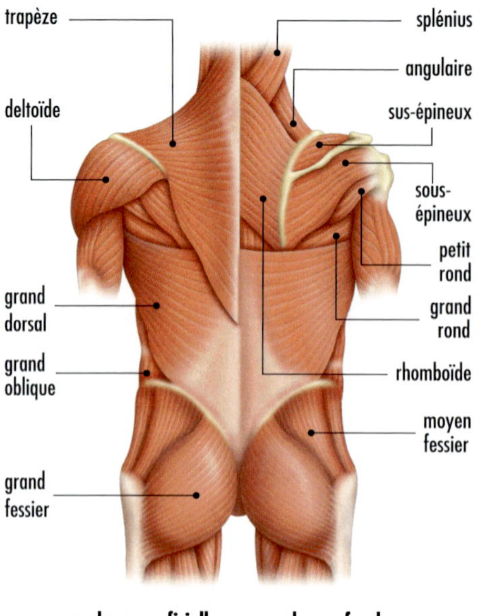

Fig. 30

Muscles postérieurs du tronc

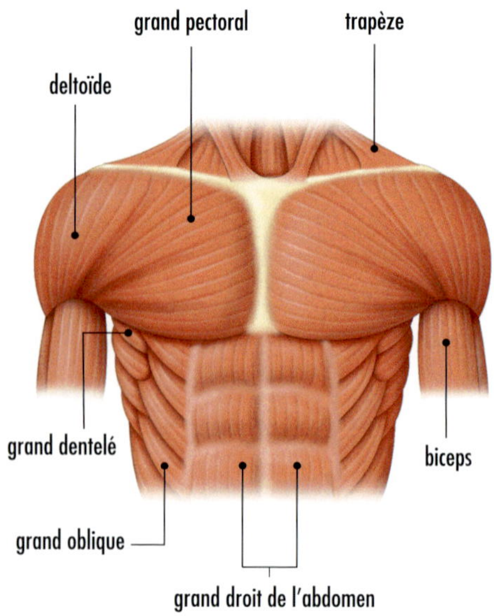

Fig. 31

Muscles de la paroi antérieure du thorax

nombreux, ils forment une masse charnue volumineuse, la **masse commune**, allongée au niveau du dos, de chaque côté de la ligne médiane. Ces muscles sont extenseurs de la colonne vertébrale et de la tête ou ont une action d'inclinaison latérale de celles-ci quand la contraction est unilatérale.

Les muscles superficiels

Les **muscles superficiels** sont les **dentelés postérieurs**, les **rhomboïdes**, le **trapèze** et le **grand dorsal**. Tous ces muscles agissent sur la colonne vertébrale et la tête mais mobilisent aussi l'omoplate et le membre supérieur.

Muscles du tronc

Les muscles des parois antérieure et latérale du thorax

Les muscles des parois antérieure et latérale du thorax (fig. 31) sont les muscles **pectoraux** (grand pectoral et petit pectoral), **sous-clavier**, **grand dentelé**, qui sont à la fois des muscles respiratoires et des muscles mobilisant l'omoplate et l'humérus, et les **muscles intercostaux** qui réunissent les côtes entre elles et sont uniquement des muscles respiratoires.

Les muscles de la paroi abdominale

Les muscles de la paroi abdominale protègent le contenu de l'abdomen. Ce sont :
- en avant **le grand droit de l'abdomen** et le **pyramidal** ;
- sur les côtés et de la superficie à la profondeur : le **grand oblique**, le **petit oblique**, le **transverse**.

Les muscles intérieurs du tronc

Les muscles intérieurs du tronc sont :
- le **diaphragme** qui sépare le thorax de l'abdomen et qui est un muscle essentiel de la respiration ;
- le **carré des lombes**, sur la paroi postérieure du tronc ;
- le **psoas-iliaque** qui descend jusqu'au fémur et qui est fléchisseur de la cuisse.

Muscles du membre supérieur

Les muscles de l'épaule

Les muscles de l'épaule :
• le **deltoïde** et le **sus-épineux** écartent le bras du corps (abduction) ;
• le **sous-épineux** et le **petit rond** sont rotateurs externes du bras ;
• le **grand rond** et le **sous-scapulaire** rapprochent le bras du corps (adduction) et sont rotateurs internes du bras.

Les muscles du bras

Les muscles du bras sont disposés en deux groupes :
■ les muscles de la loge antérieure : **coraco-brachial**, **biceps** et **brachial antérieur**, ces deux derniers sont fléchisseurs du coude (fig. 32) ;
■ les muscles de la loge postérieure : le **triceps** est extenseur de l'avant-bras.

Les muscles de l'avant-bras

Les muscles de l'avant-bras sont disposés en trois groupes :
■ les muscles de la loge antérieure sont : pour les uns, **fléchisseurs des doigts** (fléchisseurs communs superficiel et profond des doigts, fléchisseur propre du pouce), pour d'autres, fléchisseurs du poignet (**grand palmaire**, **petit palmaire**, **cubital antérieur**), pour d'autres enfin, pronateurs de la main (**rond pronateur**, **carré pronateur**) ;
■ les muscles de la loge externe sont : pour les uns, extenseurs du poignet (**premier et deuxième radial**), pour d'autres, fléchisseurs du poignet (**long supinateur**), pour d'autres

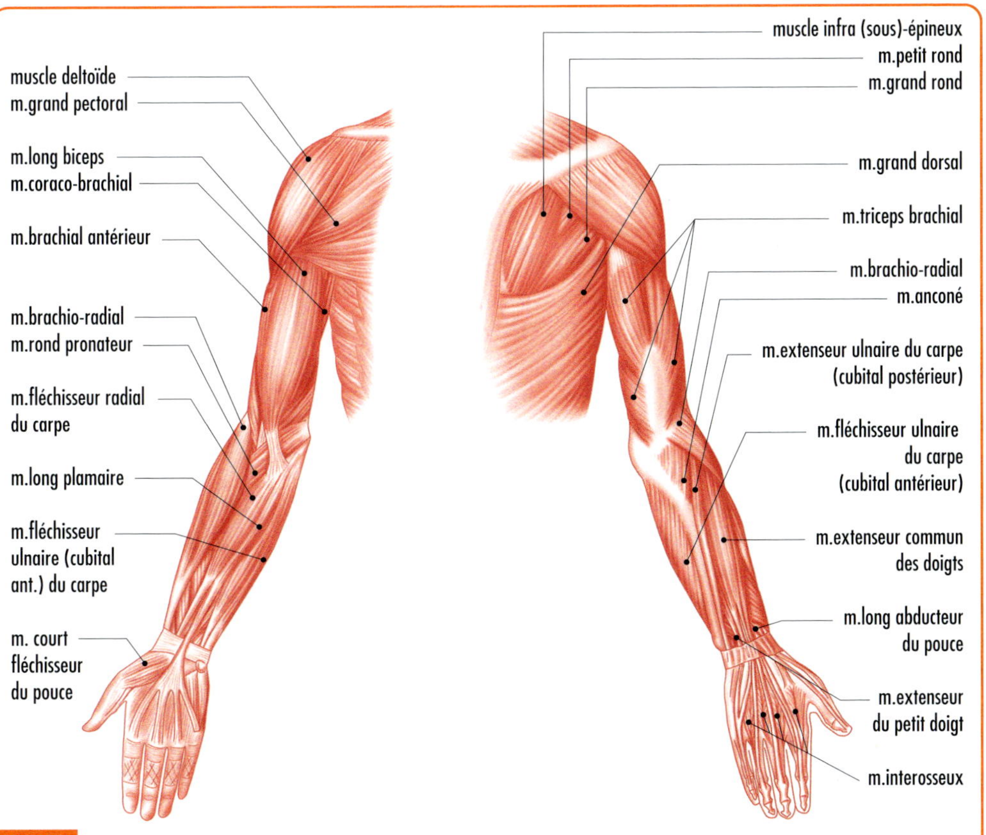

Fig. 32
Muscles du bras

enfin, supinateurs de la main (**court supinateur**) ;

- les muscles de la loge postérieure sont : pour les uns, moteurs du pouce (**long abducteur, court extenseur, long extenseur du pouce**), pour d'autres, moteurs des autres doigts (**extenseur commun des doigts, extenseur propre de l'index, extenseur propre de l'auriculaire**), pour d'autres enfin, extenseurs de l'avant-bras et de la main (**anconé, cubital postérieur**).

Les muscles de la main

Les muscles de la main se disposent en trois groupes :

- groupe externe (**éminence thénar**) : moteur du pouce (**court abducteur, court fléchisseur, opposant et adducteur du pouce**) ;
- groupe interne (**éminence hypothénar**) : moteur de l'auriculaire (**court fléchisseur, adducteur, opposant du 5e doigt**) et **palmaire cutané** ;
- groupe moyen : **muscles interosseux** (entre les métacarpiens) et **lombricaux** annexés aux fléchisseurs des doigts.

Muscles du membre inférieur

Selon le segment du membre auquel ils appartiennent, on distingue différents groupes de muscles.

Les muscles du bassin

Ils comprennent deux groupes (fig. 33) :

- le groupe des **muscles fessiers**. Ce sont, de la superficie à la profondeur, le **grand fessier**, le **moyen fessier**, et le **petit fessier**. Ils sont extenseurs et abducteurs de la cuisse sur le bassin. Ils sont extrêmement développés chez l'homme, ce qui est dû à la station debout ;
- le groupe des **muscles pelvi-trochantériens**. Ce sont : le **pyramidal du bassin**, l'**obturateur interne**, les **jumeaux supérieur et inférieur**, l'**obturateur externe** et le **carré crural**. Tous ces muscles sont rotateurs externes de la cuisse.

Les muscles de la cuisse

Ils sont disposés en trois groupes :

- les muscles de la loge antérieure (fig. 34) : le **couturier** est fléchisseur et rotateur externe

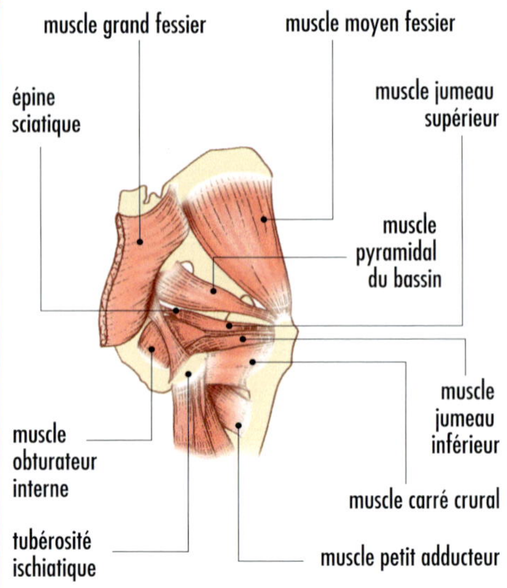

Fig. 33
Muscles fessiers et pelvi-trochantériens

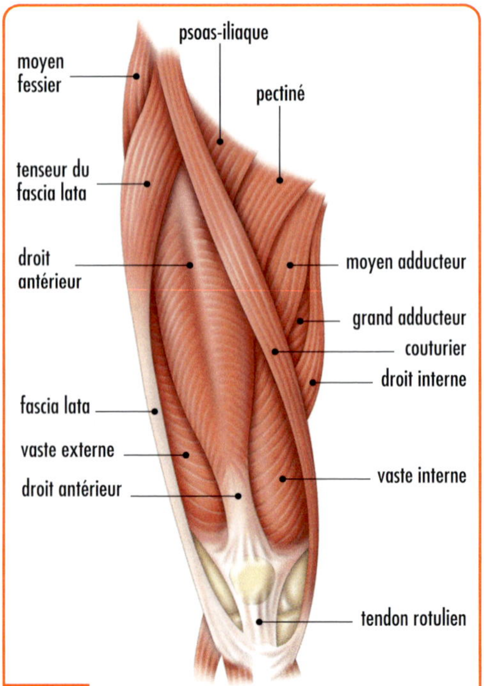

Fig. 34
Muscles de la loge antérieure de la cuisse

de la cuisse, le **quadriceps crural** est, comme son nom l'indique, formé de quatre chefs à son extrémité supérieure ; ces quatre chefs sont : le **droit antérieur**, le **crural**, le **vaste interne**, le **vaste externe**. Ces quatre chefs se réunissent et forment un tendon unique, volumineux, le tendon du quadriceps qui s'insère sur le bord supérieur de la rotule. Celle-ci est fixée par sa pointe au tibia par d'autres fibres tendineuses qui continuent la direction des fibres du quadriceps ; ces fibres forment le **ligament rotulien**. Le quadriceps crural est extenseur du genou. Le **tenseur du fascia lata** est légèrement fléchisseur de la cuisse ;

- les muscles de la loge interne : tous les muscles de la loge interne de la cuisse sont adducteurs de la cuisse. Ce sont : le **pectiné**, le **moyen adducteur**, le **petit adducteur**, le **grand adducteur**. Le droit interne est non seulement adducteur de la cuisse, mais aussi fléchisseur de la jambe ;
- les muscles de la loge postérieure (fig. 35) : ils portent également le nom de **muscles ischio-jambiers**. Ils sont à la fois extenseurs de la cuisse sur le bassin et fléchisseurs de la jambe sur la cuisse. Ce sont le **demi-membraneux**, le **demi-tendineux** et le **biceps crural**.

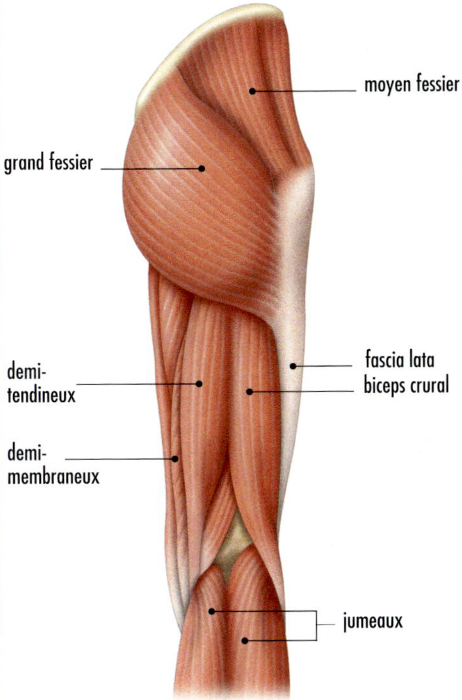

Fig. 35
Muscles de la loge postérieure de la cuisse

Les muscles de la jambe

Ils sont également disposés en trois groupes :

- les muscles de la loge antérieure (fig. 36) : ce sont le **jambier antérieur** qui fléchit le pied sur la jambe, l'**extenseur commun des orteils** et l'**extenseur propre du gros orteil** qui sont tous deux extenseurs des orteils, le **péronier antérieur** qui fléchit le pied sur la jambe ;
- les muscles de la loge postérieure (fig. 37) : ils comprennent deux couches musculaires : une couche superficielle formée par un seul muscle, le **triceps sural** composé de trois chefs : les **jumeaux externe et interne**, le **soléaire**. Ces trois chefs se réunissent en un tendon commun volumineux, le **tendon d'Achille**, qui se fixe en bas sur le calca-

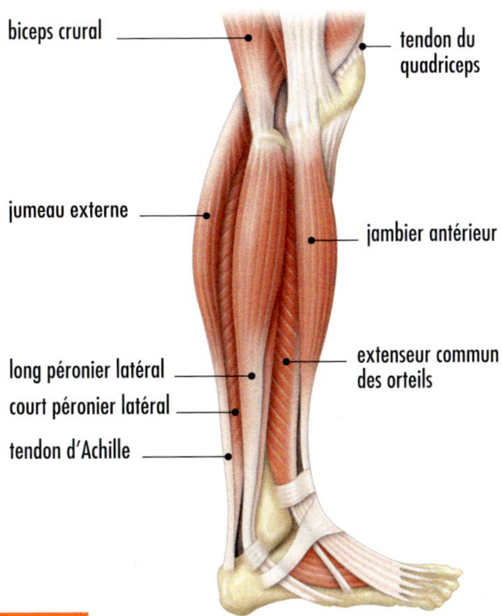

Fig. 36
Muscles de la loge antérieure et externe de la jambe

néum. Le triceps est extenseur du pied sur la jambe ; une couche profonde formée par le **poplité**, fléchisseur de la jambe, le **jambier postérieur**, extenseur du pied sur la jambe, le **fléchisseur commun des orteils** et le **fléchisseur propre du gros orteil**, fléchisseurs des orteils ;

- les muscles de la loge externe. Ils sont au nombre de deux : le **long péronier latéral** éverse la voûte plantaire en dehors et maintient par son tonus la concavité de la voûte plantaire ; le **court péronier latéral** éverse la plante du pied en dehors.

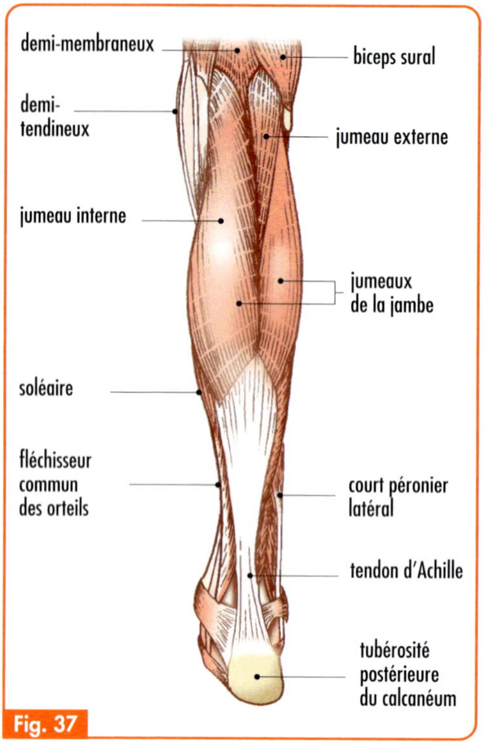

Fig. 37
Muscles de la loge postérieure de la jambe (couche superficielle)

Les muscles du pied

- Les muscles de la face dorsale du pied. Il n'en existe qu'un : le **pédieux**. Il est extenseur des quatre premiers orteils (fig. 38).
- Les muscles de la face plantaire du pied. Comme au niveau de la main, ils sont disposés en trois groupes (fig. 39) :

• un groupe interne formé par les muscles moteurs du gros orteil. Ce sont : l'**adducteur**, le **court fléchisseur** et l'**abducteur du gros**

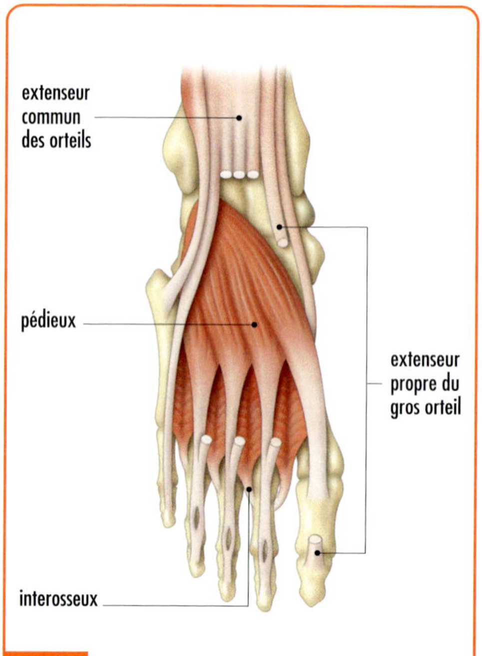

Fig. 38
Muscles du dos du pied

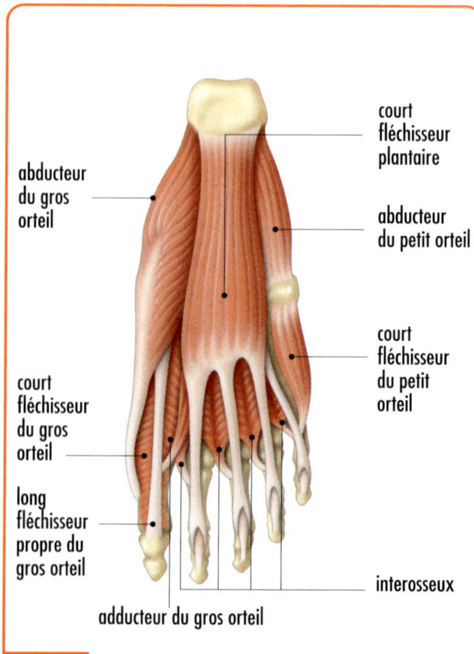

Fig. 39
Muscles du pied (face plantaire)

orteil. Leur dénomination indique leur rôle physiologique ;

• un groupe externe formé par les **muscles moteurs du 5e orteil**. Ce sont l'**adducteur**, le **court fléchisseur** et l'**opposant du cinquième** orteil ainsi nommés en raison de leur action ;

• un groupe moyen formé par des **muscles interosseux dorsaux** et **plantaires** et des **muscles lombricaux**, dont la disposition est la même que celle des muscles homologues de la main ; deux muscles courts, la **chair carrée de Sylvius** et le **court fléchisseur plantaire**, tous deux fléchisseurs des orteils.

6

Le système nerveux

1 Structure générale du tissu nerveux

Le système nerveux comprend l'ensemble des organes de commande de tous les éléments constitutifs de notre organisme.
Le tissu nerveux est formé de deux sortes de cellules :
- **des cellules principales : les neurones, au niveau desquels est créé l'influx nerveux ;**
- **des cellules accessoires : les cellules névrogliques.**

Le neurone (fig. 40)

Le neurone est une cellule pourvue d'un grand noyau et présentant des prolongements. Ces prolongements sont de deux sortes :
- les **dendrites**, nombreux, qui donnent l'aspect ramifié à la cellule ;
- l'**axone** ou **cylindraxe**, unique, en général très long.

Ces prolongements sont protégés par des enveloppes spéciales : la **gaine de myéline** et la **gaine de Schwann**.

Les connexions des neurones

Les neurones sont hiérarchisés. Chaque neurone est connecté à un ou plusieurs autres neurones. La connexion entre ces neurones porte le nom de **synapse**.
L'ensemble constitue ainsi une chaîne par laquelle se transmet l'influx nerveux.
L'axone du dernier neurone moteur de la chaîne se connecte au muscle. Cette connexion porte le nom de **plaque motrice** (fig. 41).

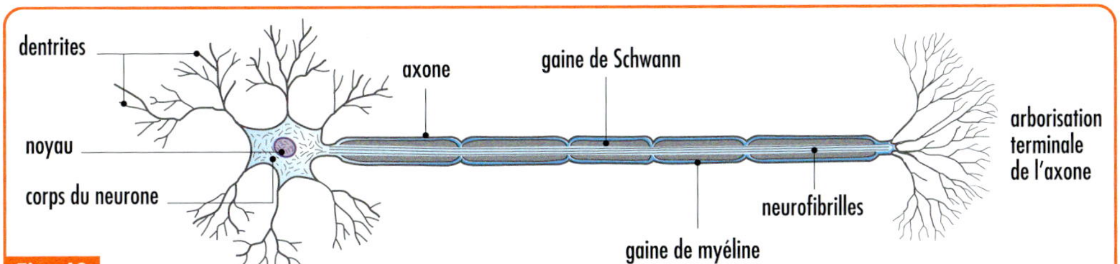

Fig. 40
La cellule nerveuse ou neurone

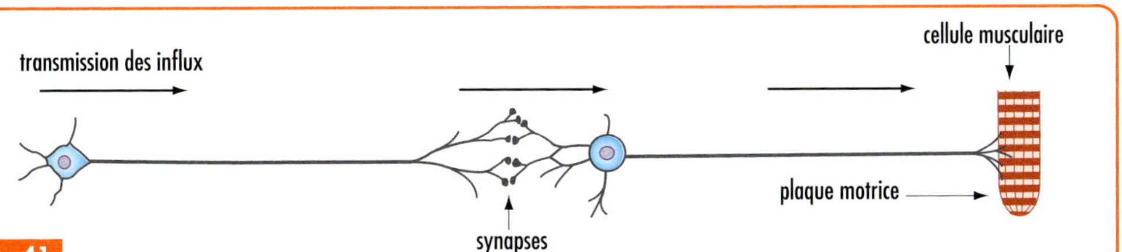

Fig. 41
Les connexions des cellules nerveuses

2 L'influx nerveux

L'influx nerveux peut être assimilé à un courant électrique, mais de vitesse beaucoup moins importante.

Il circule du dendrite vers le corps cellulaire du neurone puis du corps cellulaire vers l'axone.

Cet influx nerveux passe d'un neurone à un autre neurone ou à un muscle grâce à certaines substances chimiques qu'on appelle médiateurs chimiques. On distingue quatre médiateurs chimiques : l'acétylcholine, l'adrénaline, l'histamine et la sérotonine. Chaque neurone se trouve « sous les ordres » de plusieurs neurones, mais il ne répond qu'à un seul à la fois. L'influx nerveux est ainsi aiguillé entre les différents neurones jusqu'à la jonction neuro-musculaire.

Notes

3 La jonction neuro-musculaire

Nous avons vu que la jonction neuro-musculaire se fait par l'intermédiaire de la plaque motrice.
Le médiateur chimique qui permet à l'influx nerveux de passer du nerf au muscle est l'acétylcholine. Cette dernière déclenche donc la contraction musculaire.

Certaines drogues (curares) agissent au niveau de la plaque motrice en s'opposant à la contraction du muscle.
Cet effet est recherché au cours de certaines interventions chirurgicales, afin de relaxer les muscles du malade.

Notes

4 Constitution du système nerveux

Le système nerveux comprend deux parties différentes : le système nerveux cérébro-spinal et le système nerveux végétatif.

Le système nerveux cérébro-spinal

Ce système commande et coordonne toutes les activités conscientes et volontaires. C'est donc le système de la vie de relation, c'est-à-dire de l'ensemble des actes et des sensations qui nous mettent en rapport avec le monde extérieur : penser, agir, entendre, sentir, voir…
Ce système comprend :
- le **système nerveux central** ;
- le **système nerveux périphérique**.

Le système nerveux central

Il comprend :
- l'**encéphale**, logé dans le crâne ;
- la **moelle épinière**, située dans le rachis.

➔ **L'encéphale** peut être grossièrement divisé en trois parties :
- le **cerveau** ;
- le **cervelet** ;
- le **tronc cérébral**.

■ Le **cerveau** (fig. 42 et fig. 43)
C'est le plus volumineux des éléments du système nerveux central. Il est constitué par deux lobes latéraux : les hémisphères cérébraux réunis l'un à l'autre et aux centres nerveux sous-jacents. Ils sont délimités l'un par rapport à l'autre par la scissure inter-hémisphérique.

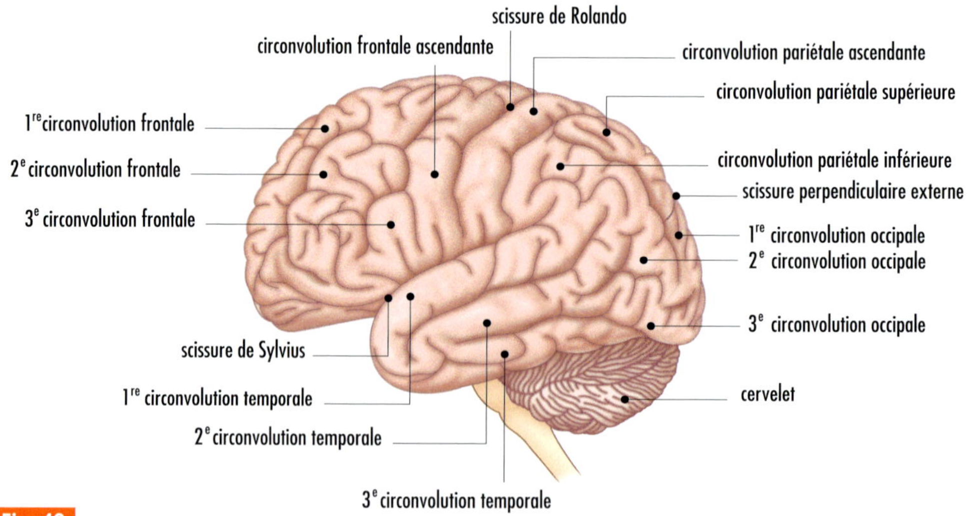

Fig. 42
Configuration extérieure du cerveau (vue externe de l'hémisphère cérébral gauche)

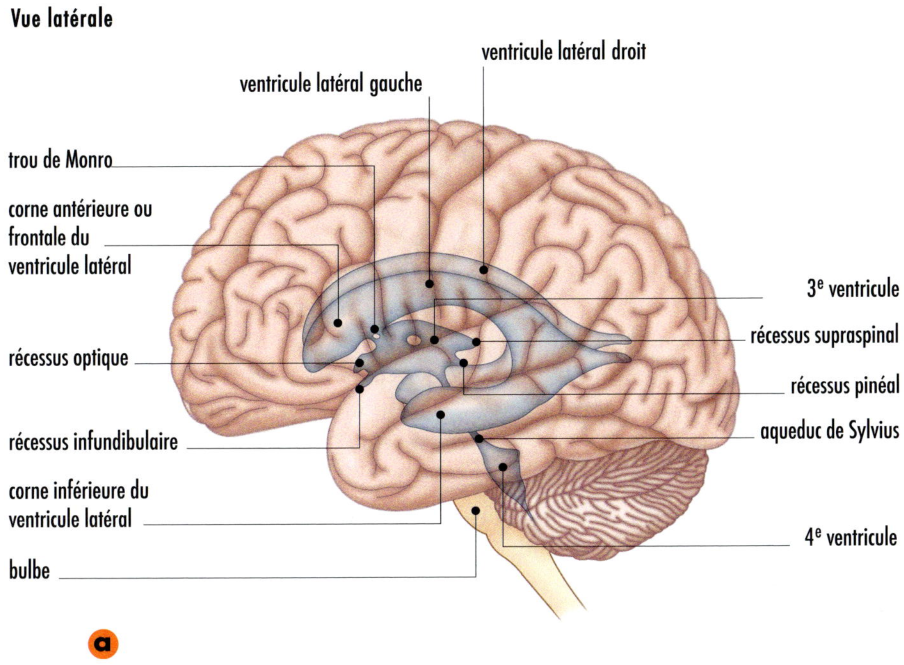

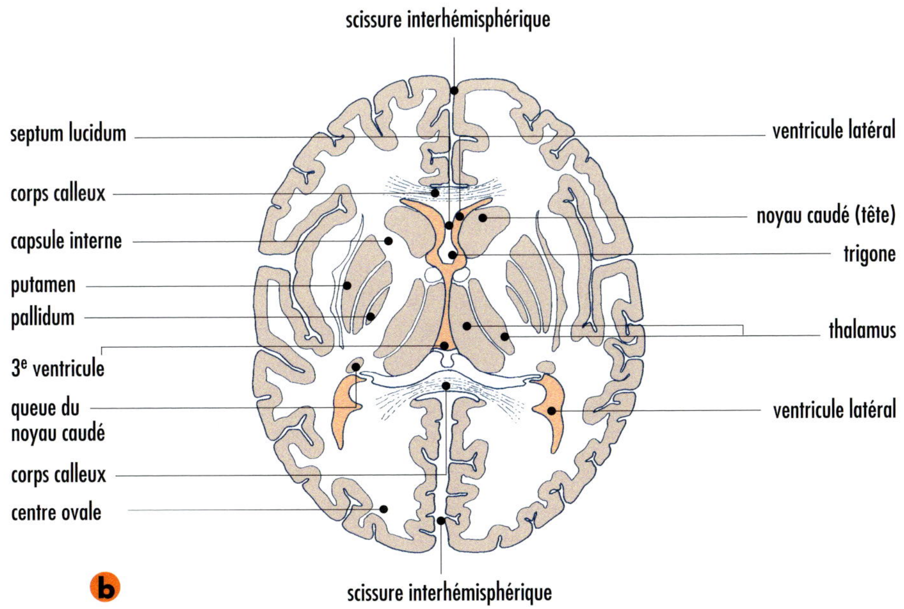

Fig. 43

Le cerveau

a – Le cerveau et ses ventricules

b – Le cerveau et les noyaux gris centraux

Sur chaque hémisphère, sont délimités, par des scissures, six lobes (lobes **frontal**, **pariétal**, **temporal**, **occipital**, **de l'insula**, **du corps calleux**).

Des sillons moins profonds délimitent des **circonvolutions cérébrales**.

Le cerveau est constitué par une couche superficielle de substance grise (**écorce** ou **cortex cérébral**) et une couche profonde de substance blanche, au sein de laquelle se trouvent disséminés des îlots de substance grise formant les noyaux gris centraux.

L'écorce cérébrale a des fonctions multiples : **motrice** (circonvolution temporale ascendante), **sensitive** (circonvolution pariétale ascendante), **sensorielle** et du **langage**.

Il existe quatre centres du langage situés dans l'hémisphère cérébral gauche chez les droitiers et droit chez les gauchers ; ce sont les centres du langage parlé, du langage écrit, de la compréhension des mots parlés, de la compréhension des mots écrits.

Le plus important des noyaux gris centraux est le **thalamus**.

Au-dessous du thalamus et relié à celui-ci, se trouve l'**hypothalamus** :
- qui est le centre de commande de toutes les grandes fonctions de l'organisme (température, pression artérielle, pouls, etc.) ;
- qui commande le fonctionnement des glandes endocrines ;
- qui intervient dans la régulation du métabolisme des sucres, des graisses, des protides ;
- qui règle le comportement (soif, faim, sommeil, comportement sexuel).

L'hypothalamus apparaît ainsi comme le véritable cerveau végétatif de l'organisme.

■ Le **cervelet**

Il est situé au-dessous du cerveau, en arrière du tronc cérébral. Il est constitué de 3 lobes, deux latéraux et un médian (le **vermis**). Il sert en quelque sorte à doser et discipliner les ordres moteurs donnés par le cerveau. C'est donc un régulateur qui intervient dans la coordination des mouvements volontaires, au niveau du tonus de posture nécessaire à la station debout et enfin dans l'équilibration.

■ Le **tronc cérébral**

Il est constitué par le **bulbe rachidien** et la **protubérance annulaire** située au-dessus du bulbe.

Le tronc cérébral :
- est traversé par les voies motrices et sensitives ;
- est le siège d'une formation particulière : la **substance réticulée**, qui a un rôle majeur dans la régulation du sommeil ;
- renferme des centres végétatifs (respiratoire, cardiaque, vasomoteur) ;
- enfin c'est au niveau du tronc cérébral que naissent tous les nerfs crâniens (que nous décrirons au niveau du système nerveux périphérique).

➡ La moelle épinière (fig. 44)

C'est un cordon blanc qui occupe le canal rachidien. Elle se continue en haut par le bulbe rachidien, en bas elle se termine au niveau de la deuxième vertèbre lombaire, au-dessous de laquelle elle se continue par un faisceau de nerfs appelé **queue-de-cheval**.

■ Structure de la moelle épinière

Elle comprend :
- au centre un étroit canal (le **canal de l'épendyme**) ;
- autour du canal une zone de **substance grise** en forme de H, à laquelle on décrit deux cornes antérieures et deux cornes postérieures ;
- en périphérie se trouve la **substance blanche**.

■ Rôle de la moelle épinière

Il est double.
- **Rôle moteur** : la moelle épinière est le siège d'une activité motrice simple représentée par les **réflexes**.

L'activité réflexe de la moelle intervient dans les phénomènes de défense de l'organisme contre les agressions, dans le contrôle et le maintien de la posture et la coordination des mouvements. Le réflexe le plus simple est constitué par une contraction musculaire en réponse à une excitation portée sur la peau ou les muscles. Il y a alors un mouvement involontaire. Celui-ci met en jeu uniquement trois neurones (fig. 45).

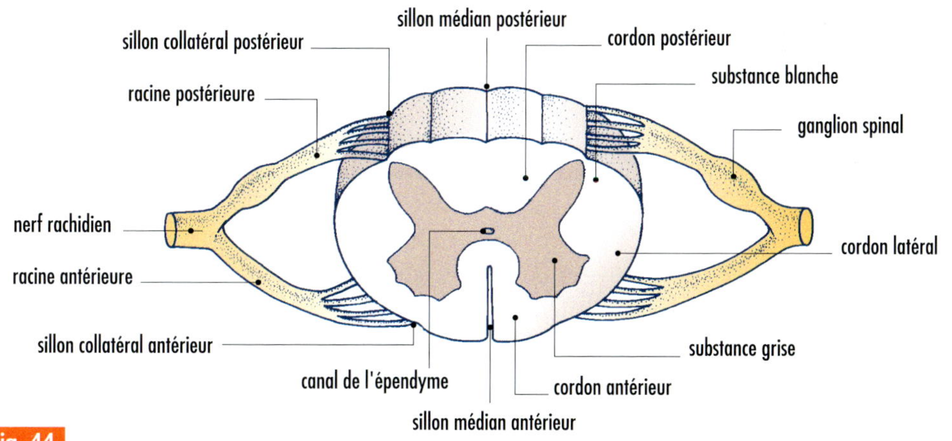

Fig. 44

La moelle épinière (coupe transversale)

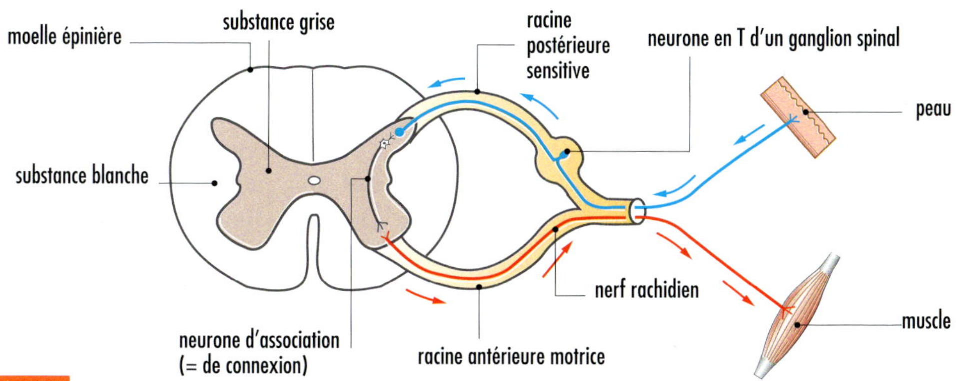

Fig. 45

Schéma de l'arc réflexe

• **Rôle de conduction** : la moelle est un intermédiaire entre la périphérie et les centres nerveux supérieurs. On trouve ainsi dans la moelle un certain nombre de faisceaux dont les uns transportent des influx sensitifs ascendants et les autres, des influx moteurs descendants :

– les **voies sensitives** : elles montent dans la substance blanche de la moelle et se terminent au niveau du cerveau. Elles sont croisées, c'est-à-dire que les fibres issues de la moitié droite du corps aboutissent à la moitié gauche du cerveau et inversement ;

– les **voies motrices** : on distingue d'une part le **faisceau pyramidal**, qui représente les voies de la motricité volontaire. Ces voies partant du cerveau sont croisées soit dans le bulbe, soit dans la moelle. C'est ainsi qu'à une lésion d'un côté du cerveau correspond une paralysie de l'autre coté (hémiplégie).

D'autre part, il existe un **faisceau extrapyramidal** qui correspond aux voies de la motricité involontaire.

■ Rapports de la moelle épinière

À l'intérieur du canal rachidien, la moelle est protégée par les méninges.

○ Le système nerveux périphérique

Le **système nerveux périphérique** est formé par l'ensemble des nerfs qui relient le système nerveux central aux organes périphériques. On distingue 2 groupes de nerfs : les **nerfs crâniens** et les **nerfs rachidiens**.

Les nerfs crâniens

Ils sont au nombre de 12 paires :

- 1re paire : **nerf olfactif**. Né au niveau de la muqueuse nasale, il transmet les sensations odorantes ;
- 2e paire : **nerf optique**. Né au niveau de la rétine, il transmet les sensations visuelles ;
- 3e paire : **nerf moteur oculaire commun** ;
- 4e paire : **nerf pathétique** ;
- 6e paire : **nerf moteur oculaire externe**.

Les 3e, 4e et 6e paires commandent les déplacements du globe oculaire ;

- 5e paire : **nerf trijumeau**. C'est le nerf sensitif de la face et moteur des muscles masticateurs ;
- 7e paire : **nerf facial**. C'est le nerf moteur de tous les muscles peauciers de la face ;
- 8e paire : **nerf auditif**. Il intervient dans l'audition et l'équilibration ;
- 9e paire : **nerf glosso-pharyngien**. C'est le nerf sensitif de la langue et du pharynx et le nerf moteur de la plupart des muscles de ces deux organes ;
- 10e paire : **nerf pneumogastrique**. Il assure l'innervation sensitivo-motrice de tous les viscères de l'organisme (poumons, cœur, tube digestif) ;
- 11e paire : **nerf spinal**. Il assure l'innervation motrice des muscles trapèze et sterno-cléido-mastoïdien ;
- 12e paire : **nerf grand hypoglosse**. C'est le nerf moteur des muscles de la langue.

Les nerfs rachidiens (fig. 46)

Ils sont au nombre de 31 paires.

Les nerfs rachidiens naissent de la moelle épinière. Ils sortent du rachis par les trous de conjugaison (fig. 17) et se divisent en deux branches, l'une postérieure, peu importante, destinée aux muscles dorsaux, l'autre antérieure, qui participe à la composition des **plexus**. Les plexus sont des entrelacements de nerfs.

- Le **plexus cervical** : il fournit les nerfs destinés à la motricité des muscles du cou et du diaphragme (il a donc un rôle important dans la respiration). Par ailleurs, il assure l'innervation sensitive d'une partie du crâne, du cou, et de la partie postérieure de l'épaule.
- Le **plexus brachial** : il fournit les nerfs destinés au membre supérieur. Ces nerfs en assurent l'innervation sensitive et motrice. Ils commandent ainsi tous les mouvements du bras, de l'avant-bras, de la main et des doigts. Ce plexus est très fragile. Une lésion à son niveau entraîne souvent des paralysies du membre supérieur.
- Au niveau de la région dorsale, il n'y a pas de plexus. Les 12 paires fournissent directement les **nerfs intercostaux**.
- Le **plexus lombaire** : il donne naissance aux nerfs innervant une partie du membre inférieur.
- Le **plexus sacré** : il innerve les muscles de la fesse, donne le **nerf petit sciatique** sensitif pour la fesse et la face postérieure de la cuisse et se termine en donnant l'énorme **nerf grand sciatique** qui innerve la majeure partie du membre inférieur.
- Le **plexus honteux** : il innerve la région du périnée et les organes génitaux.
- Le **plexus coccygien** : il ne donne que des rameaux peu importants.

Le système nerveux végétatif

Il n'est pas soumis à l'influence de notre volonté ; on l'appelle aussi système nerveux autonome.

Il dirige les fonctions de l'ensemble de nos organes. Ce fonctionnement est régi par deux systèmes antagonistes : le **sympathique** et le **parasympathique**. Ces deux systèmes sont sous la tutelle de centres nerveux végétatifs.

Les centres nerveux végétatifs

Ils sont étagés et hiérarchisés, les centres supérieurs commandant les centres inférieurs. Les différents étages sont les suivants :

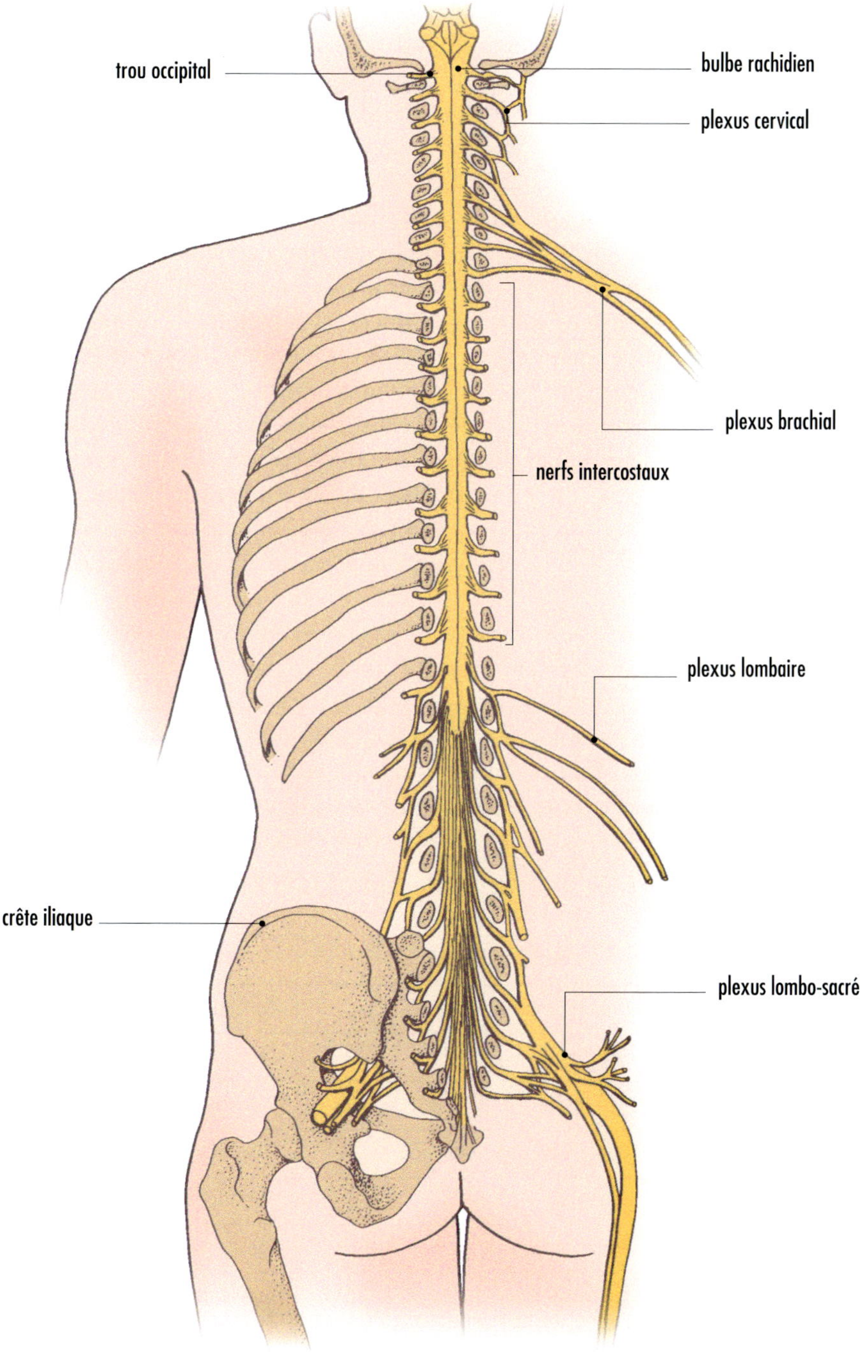

Fig. 46

La moelle épinière et les nerfs rachidiens

- les **centres du diencéphale** : ils se trouvent au niveau de l'hypothalamus et constituent le véritable cerveau végétatif de l'organisme. Ils contrôlent les fonctions de respiration, de circulation, de digestion et de reproduction. Par ailleurs, ils régulent les taux de sucres, de graisses dans le sang, les mécanismes d'élimination de l'eau et de maintien de la température ;
- les **centres du tronc cérébral** : ils constituent le **nœud vital de Flourens** ;
- les **centres de la moelle épinière** : ils forment à l'intérieur de la moelle deux colonnes, une à droite, une à gauche, s'étendant sur presque toute la hauteur de la moelle ;
- les **centres viscéraux** : ils sont formés de cellules nerveuses situées au niveau même des organes.

Les nerfs du système végétatif

Ils sont constitués de fibres sensitives et motrices.
Les fibres sensitives transmettent les sensations, douloureuses, notamment venues des viscères. Les fibres motrices constituent deux types de systèmes : le **sympathique** et le **parasympathique**.

Le système sympathique est constitué par une série de ganglions étagés le long de la colonne vertébrale, de chaque côté de celle-ci ; ces ganglions sont reliés entre eux par des filets nerveux et constituent la **chaîne sympathique**.
Ils sont par ailleurs reliés aux nerfs rachidiens par des rameaux communicants. Les centres nerveux du système sympathique siègent dans la moelle épinière. Il existe de chaque côté des ganglions **cervicaux**, **dorsaux**, **lombaires** et **sacrés** d'où partent des filets qui se distribuent à l'ensemble des organes.

Le système parasympathique est moins bien systématisé que le sympathique et est constitué de fibres spéciales faisant partie de certains nerfs du système cérébro-spinal.

Actions du sympathique et du parasympathique

Elles s'effectuent par l'intermédiaire de substances chimiques sécrétées par les terminaisons nerveuses : les **médiateurs chimiques**. Pour le sympathique, c'est la **noradrénaline**, pour le parasympathique, l'**acétylcholine**.
Ces médiateurs chimiques agissent au niveau de récepteurs cellulaires.
Les deux systèmes ont des effets antagonistes. Leurs principales actions sont résumées dans le tableau suivant :

Viscère	Action sympathique	Action parasympathique
Œil	Dilatation de la pupille	Contraction de la pupille
Glandes salivaires	Sécrétion ↘	Sécrétion ↗
Cœur	Accélération	Ralentissement
Vaisseaux	Contraction, hypertension	Dilatation, hypotension
Bronches	Dilatation	Contraction
Peau	Sudation, horripilation	Pas d'action
Tube digestif	Ralentissement du transit Fermeture des sphincters	Accélération du transit Relâchement des sphincters
Glandes	Sécrétion d'adrénaline par la surrénale	Sécrétion du suc pancréatique
Actions diverses	Contraction de la rate	Vidange des voies biliaires

5 Les méninges

Les différentes parties constitutives du système nerveux central ne sont pas en contact direct avec le squelette. Elles en sont séparées par des membranes d'enveloppe appelées méninges (fig. 47). Entre les méninges circule un liquide appelé liquide céphalo-rachidien.

Les méninges forment une triple enveloppe du système nerveux. Les trois membranes sont :

- la dure-mère ;
- la pie-mère ;
- l'arachnoïde.

La dure-mère

C'est l'enveloppe la plus externe. Elle est très solide et tapisse le squelette. Elle émet des prolongements qui cloisonnent la boîte crânienne (**faux du cerveau, tente du cervelet**) et délimitent ainsi des loges (**loge cérébrale, loge cérébelleuse**). La dure-mère sépare donc les différents éléments du système nerveux au niveau du crâne.

La pie-mère

C'est une membrane très mince, appliquée directement sur la surface des organes du système nerveux central. Elle les recouvre entièrement et en tapisse tous les replis.

L'arachnoïde

C'est une membrane interposée entre les deux précédentes. Elle est formée de deux feuillets, l'un appliqué sur la dure-mère, l'autre appliqué sur la pie-mère.

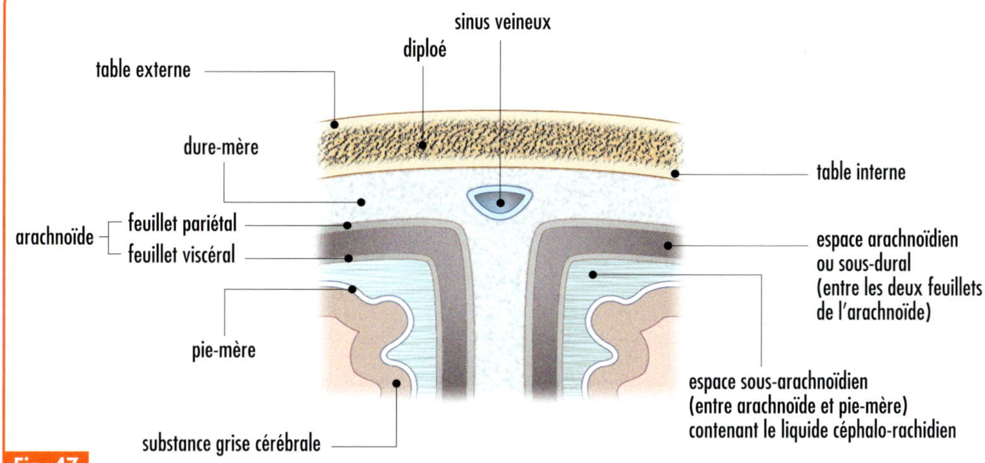

Fig. 47
Les méninges

6 Le liquide céphalo-rachidien

Le liquide céphalo-rachidien est un liquide clair qui baigne les organes du système nerveux central.
Le liquide céphalo-rachidien remplit l'espace compris entre l'arachnoïde et la pie-mère. Celui-ci communique par des orifices avec des cavités creusées à l'intérieur du système nerveux ; il existe en effet sur toute la hauteur du système nerveux central des cavités centrales (épendyme au niveau de la moelle et quatre ventricules au niveau de l'encéphale) qui sont toutes en communication les unes avec les autres.
Le liquide céphalo-rachidien est sécrété par des organes dépendant de la pie-mère, les plexus choroïdes. Il est résorbé par les veines de la dure-mère. Il existe une circulation très lente du liquide céphalo-rachidien.
C'est un liquide de couleur eau de roche qui a un rôle de protection et de soutien du tissu nerveux. Son aspect et sa composition sont altérés dans les méningites.

Notes

7

L'appareil respiratoire et la respiration

1 Les voies aériennes

La fonction respiratoire a pour mission l'enrichissement du sang en oxygène et le rejet des déchets gazeux (gaz carbonique notamment) qui résultent du fonctionnement de l'organisme.
Ces transformations du sang s'effectuent au niveau des poumons. Outre ceux-ci, l'appareil respiratoire comprend les voies aériennes, c'est-à-dire l'ensemble des conduits qui amènent l'air aux poumons, et les organes de la mécanique respiratoire, qui permettent l'accomplissement des mouvements respiratoires.
L'air ambiant, pour parvenir aux poumons, emprunte de haut en bas : les fosses nasales, le pharynx, le larynx, la trachée, les bronches.

Les fosses nasales

Ce sont deux conduits parallèles creusés dans le massif osseux de la face et protégés en avant par le nez (fig. 48).

Leur orifice antérieur

Leur orifice antérieur est la **narine**, garnie de poils qui assurent un filtrage grossier de l'air inspiré.

Leur cavité

Leur cavité est grossièrement quadrilatère (fig. 49) :
- en dedans, une lame osseuse sépare les fosses nasales l'une de l'autre ;
- en dehors, la paroi est formée par le maxillaire supérieur ; il s'y implante des lamelles osseuses fines, les **cornets** ;
- en haut, la paroi est constituée par l'étage antérieur de la base du crâne ;
- en bas, **le palais** sépare les fosses nasales de la cavité buccale.

Ces parois sont tapissées par une muqueuse, la **muqueuse pituitaire** qui comprend deux parties :
- en haut la **muqueuse olfactive** : rôle de perception des odeurs ;

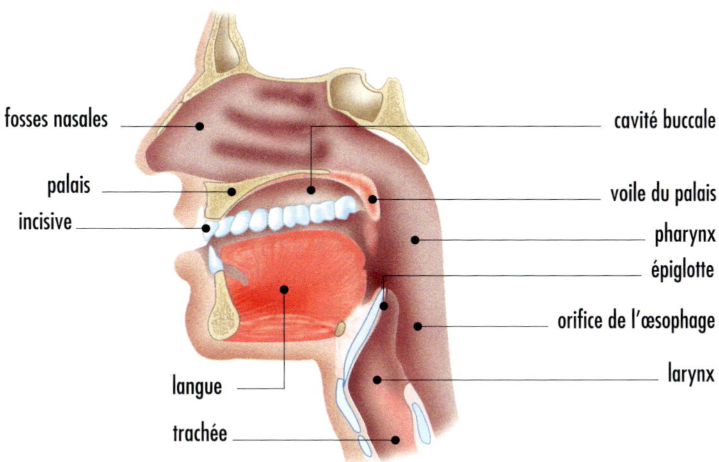

Fig. 48
Les voies respiratoires supérieures

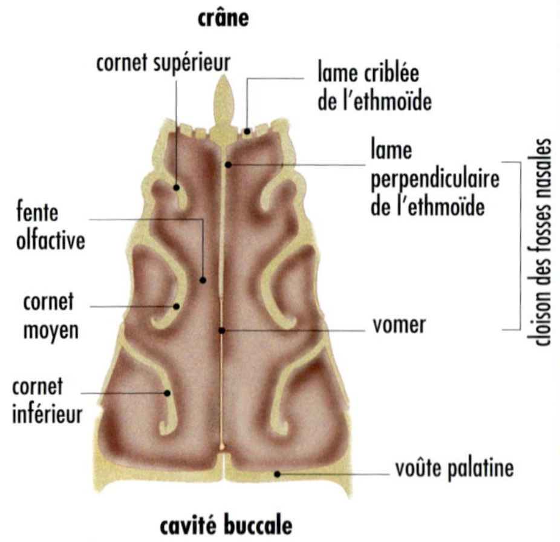

Fig. 49

Constitution des fosses nasales

• en bas la **muqueuse respiratoire** dont le rôle est de réchauffer et d'humidifier l'air inspiré et de le débarrasser des impuretés grâce à ses **cils vibratiles**.

Dans la cavité des fosses nasales débouchent les cavités creusées dans les os de la face ou **sinus** ainsi que les **conduits lacrymaux**.

L'orifice postérieur

L'orifice postérieur des fosses nasales débouche dans le pharynx ; il porte le nom de **choane.**

Le pharynx

Le **pharynx** est le carrefour des voies aériennes et digestives puisqu'il fait communiquer la bouche avec l'œsophage d'une part et les fosses nasales avec le larynx d'autre part.

Le larynx

Le **larynx** est un tube creux intercalé entre le pharynx et la trachée et différencié en vue de la parole.

Structure du larynx

Le larynx est constitué par un squelette composé de l'**os hyoïde** et de plusieurs cartilages rigides (**thyroïde**, **cricoïde**, **aryténoïde**, **épiglottique**) réunis l'un à l'autre par des ligaments et des muscles (fig. 50).

La cavité du larynx est tapissée par une muqueuse, la **muqueuse laryngée**, soulevée par des ligaments pour former les **cordes vocales** (fig. 51). L'orifice supérieur du larynx est fermé par l'**épiglotte** lors des mouvements de déglutition (fig. 48).

Fonctions du larynx

Outre son rôle de conduit respiratoire, le larynx est l'organe essentiel de la parole ou phonation.

Le passage de l'air expiré à travers le larynx provoque la vibration des cordes vocales mises en tension par les muscles du larynx. Cette vibration entraîne la production d'un son, le **son glottique**, qui est ensuite repris et modulé au niveau des cavités aériennes de la face et de la cavité buccale pour former la parole.

La trachée

La **trachée** est le conduit qui fait suite au larynx et donne naissance aux **bronches** (fig. 52).

C'est un tube long de 12 cm environ, à peu près cylindrique, qui traverse la partie basse du cou et la partie haute du thorax, sur la ligne médiane ; elle s'y divise en deux bronches.

La trachée est formée par 16 à 20 anneaux incomplets de cartilage rigide qui constituent la partie antérieure du tube ; la partie postérieure est formée par une membrane fibreuse unissant les extrémités des anneaux. Les espaces entre les anneaux sont également occupés par du tissu fibreux.

La trachée est tapissée par une muqueuse qui contient :

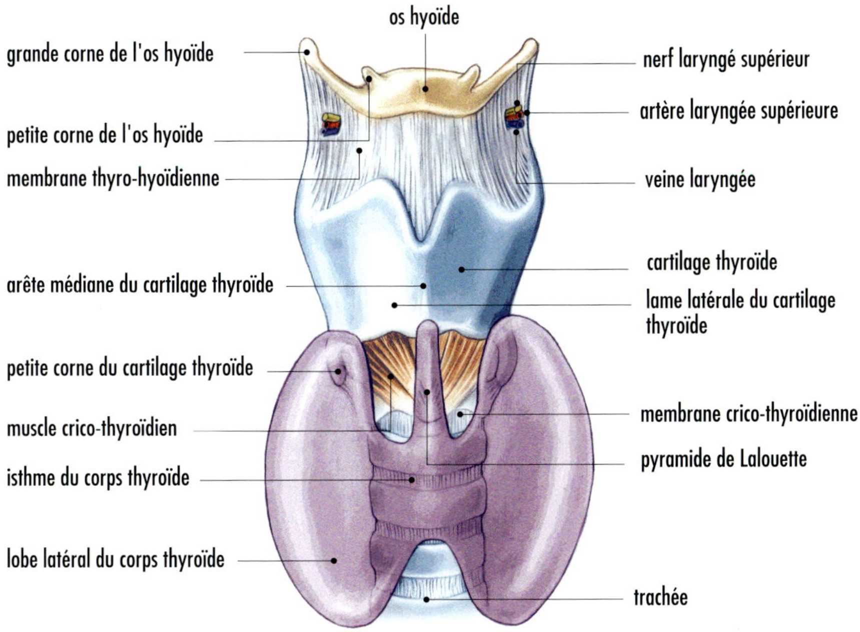

Fig. 50

Le larynx et la glande thyroïde

- des cellules sécrétant du mucus chargé d'agglutiner les impuretés de l'air inspiré ;
- des cellules à cils vibratiles repoussant vers le haut les poussières et protégeant les poumons.

Les bronches

Ce sont deux conduits nés par bifurcation de la trachée. Il existe une **bronche droite** et une **bronche gauche**. Chacune pénètre dans le poumon correspondant accompagnée des artères et veines pulmonaires, l'ensemble constituant le **pédicule pulmonaire**. À l'intérieur du poumon les bronches se divisent en bronches de plus en plus petites jusqu'aux branches ultimes appelées **bronchioles terminales**.

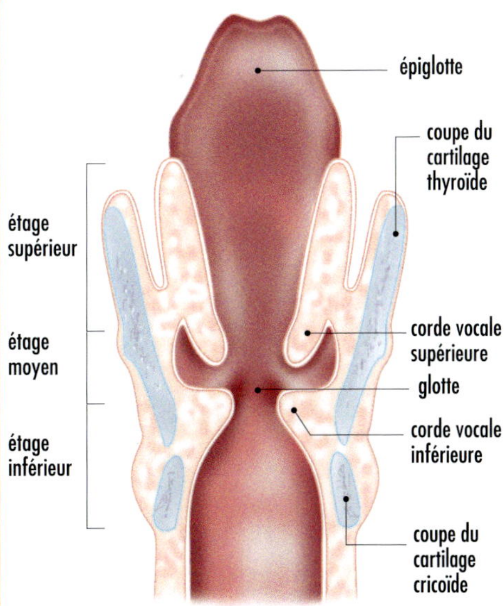

Fig. 51

Le larynx (coupe montrant ses trois étages)

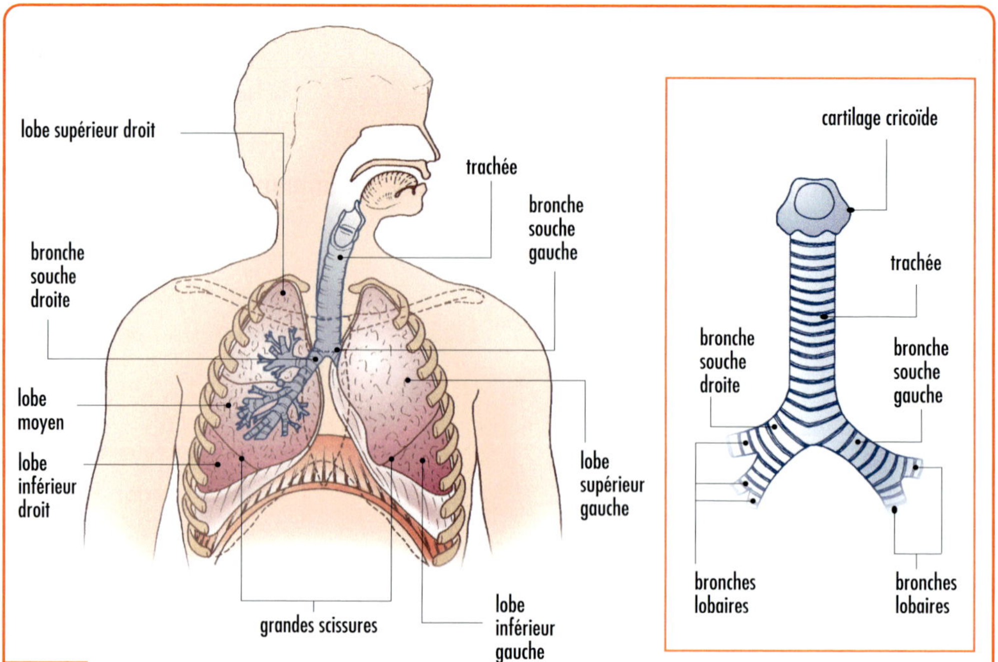

Fig. 52

La morphologie des poumons et de la trachée

Les poumons

2

Les poumons occupent la majeure partie de la cage thoracique.

Forme et rapports

Chaque poumon a une forme pyramidale et présente à étudier (fig. 53).

Une face externe

Une face externe appliquée à la face profonde du gril costal.

Une face interne

Une face interne par où pénètrent dans le poumon la bronche et les vaisseaux pulmonaires.

Une base

Une base appliquée sur le diaphragme.
Chaque poumon est divisé en **lobes** par des scissures profondes. Il existe deux lobes à gauche et trois à droite (fig. 53).

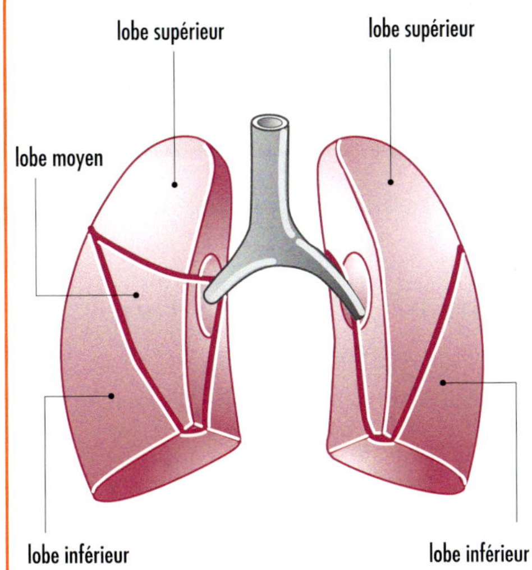

Fig. 53
Les lobes pulmonaires

Structure des poumons

Chaque poumon est formé par la juxtaposition de structures élémentaires identiques, les **lobules pulmonaires**. Chaque lobule représente en quelque sorte un poumon en miniature (fig. 54).
À l'intérieur de chaque lobule, la bronchiole se divise en un grand nombre de branches et les ramifications ultimes forment les bronchioles terminales. Chacune d'elles aboutit à un sac dont la paroi très fine est constituée par une seule couche de cellules très minces. Cette couche de cellules est d'un côté en

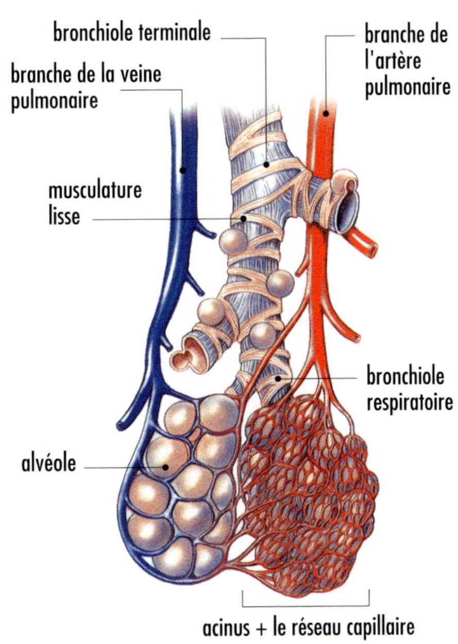

Fig. 54
Le lobule pulmonaire

contact avec l'air amené par les bronchioles, de l'autre côté en contact avec les vaisseaux capillaires pulmonaires. C'est à ce niveau que s'effectuent les échanges gazeux pulmonaires. Le sac auquel aboutit la bronchiole terminale est appelé **acinus** ; il est formé par une série de bosselures et chaque bosselure est une **alvéole pulmonaire**.

Les vaisseaux du poumon

Chaque poumon reçoit une double irrigation.

Une irrigation nutritive

Elle est assurée par les **vaisseaux bronchiques**, artères et veines. Ces vaisseaux suivent le trajet des bronches et assurent la nutrition de tous les éléments constitutifs du poumon.

Une irrigation fonctionnelle

Elle vise à l'oxygénation du sang de l'organisme. L'**artère pulmonaire** qui amène aux poumons le sang veineux se ramifie en un réseau capillaire qui tapisse la paroi des alvéoles pulmonaires. Les **veines pulmonaires** naissent du réseau précédent et ramènent au cœur gauche le sang oxygéné.

3 Les organes de la mécanique respiratoire

La cage thoracique

Elle est souple et se déforme lors des mouvements respiratoires : à l'inspiration le diamètre transversal, le diamètre vertical et le diamètre antéro-postérieur de la cage thoracique augmentent ; ils diminuent à l'expiration (fig. 55).

Les muscles respiratoires

Il en existe deux groupes.

Les muscles inspirateurs

Le plus important est le **diaphragme** ; c'est la contraction de ce muscle qui assure l'essentiel de l'inspiration. Les autres muscles (intercostaux, pectoraux, dentelés, etc.) n'ont qu'un rôle accessoire.

Les muscles expirateurs

Ils n'ont qu'un rôle très réduit car l'expiration est un phénomène passif qui ne nécessite aucun travail musculaire. Ils n'interviennent que dans l'expiration forcée.

La plèvre

La **plèvre** est l'enveloppe propre des poumons. Il existe deux plèvres (une pour chaque poumon) qui ne communiquent pas l'une avec l'autre (fig. 56).

Chaque plèvre est constituée par deux feuillets : un feuillet tapissant la face profonde des côtes et adhérant à elles et un feuillet tapissant le poumon et accolé à lui. Entre les deux feuillets se trouve une cavité virtuelle, la **cavité pleurale**, qui ne contient qu'une minime quantité de liquide permet-

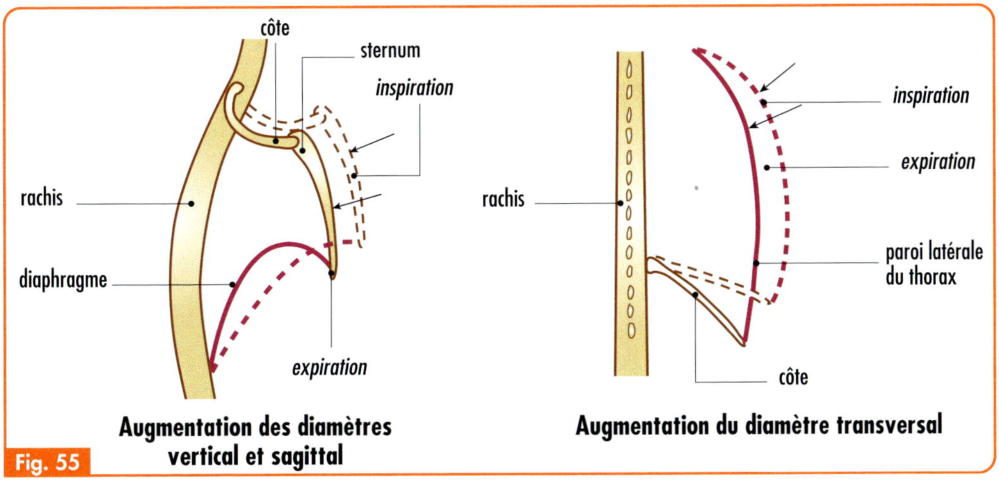

Fig. 55
Le phénomène mécanique de la respiration

tant le glissement des deux feuillets l'un sur l'autre.
C'est la solidarité entre les feuillets de la plèvre et la cage thoracique d'une part et le poumon d'autre part qui explique que les mouvements respiratoires soient transmis au poumon au cours de la respiration.

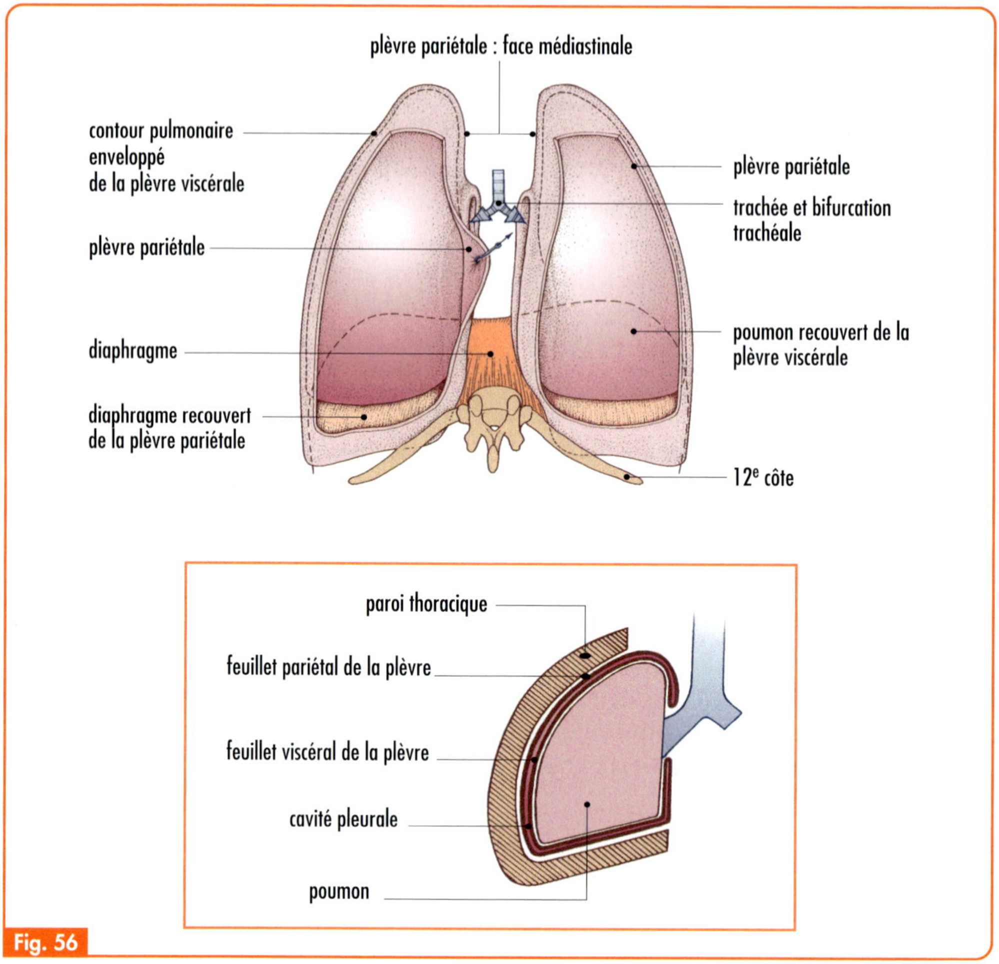

Fig. 56

Les plèvres (poumons : vue postérieure. Une partie de la plèvre pariétale a été découpée : la partie plèvre viscérale apparaît accolée au poumon.)

4 La respiration

Elle comprend deux catégories de phénomènes : les phénomènes mécaniques (mouvements respiratoires) et les phénomènes chimiques (les échanges gazeux).

Les phénomènes mécaniques

Les mouvements respiratoires

La respiration comporte deux temps distincts : l'**inspiration** pendant laquelle le poumon se gonfle d'air et l'**expiration** pendant laquelle se produit le rejet de l'air inspiré précédemment.

L'inspiration est un phénomène actif nécessitant la contraction des muscles inspirateurs et notamment du diaphragme. Au cours de l'inspiration, les trois diamètres de la cage thoracique augmentent ; ce mouvement est transmis, grâce aux plèvres, aux poumons sous-jacents qui se distendent et s'emplissent d'air.

L'expiration est un phénomène purement passif qui ne nécessite aucune action musculaire. C'est en effet l'élasticité des poumons qui provoque la rétraction de ceux-ci ; grâce aux plèvres, cette rétraction est transmise à la cage thoracique qui revient à sa position de départ.

Mécanisme des mouvements respiratoires

Les mouvements respiratoires sont automatiques et indépendants de la volonté. Cet automatisme est dû à l'activité des centres respiratoires :

➔ **les centres respiratoires** sont situés au niveau du bulbe rachidien ; les cellules de ces centres ont une activité rythmique ;

➔ **le fonctionnement des centres respiratoires** est assuré par l'activité rythmique de leurs cellules mais cette activité est influencée par des facteurs qui contrôlent, régularisent et adaptent le fonctionnement des centres.

Ces facteurs sont :

- l'activité du cerveau : la volonté peut modifier le rythme respiratoire ;
- l'activité des autres centres bulbaires (centres de la déglutition et du vomissement) : il y a arrêt respiratoire pendant le vomissement et la déglutition ;
- les incitations réflexes venues du poumon (l'inspiration appelle l'expiration et inversement) ;
- les incitations circulatoires : la chute de la pression artérielle augmente la ventilation pulmonaire et inversement, l'élévation de pression tend à diminuer la ventilation pulmonaire ;
- la composition chimique du sang : l'appauvrissement du sang en oxygène, son enrichissement en gaz carbonique ou substances acides provoquent l'augmentation de la ventilation pulmonaire. De ces facteurs chimiques c'est le gaz carbonique qui est le stimulant le plus puissant des centres respiratoires. À l'inverse, l'enrichissement du sang en oxygène, son appauvrissement en gaz carbonique ou en substances acides inhibent l'activité des centres et diminuent la ventilation pulmonaire.

Les phénomènes chimiques

Ils comportent trois étapes : les échanges gazeux au niveau des poumons, le transport des gaz par le sang circulant, enfin les échanges gazeux au niveau des cellules.

Les échanges gazeux au niveau des poumons

Ils s'effectuent entre le sang veineux et l'air contenu dans les alvéoles pulmonaires ou **air alvéolaire**.

L'air alvéolaire est le siège d'échanges gazeux intenses ; il est épuré à chaque mouvement respiratoire mais il n'est jamais entièrement évacué à l'expiration. Il est riche en oxygène et contient une petite quantité de gaz carbonique.

Le **sang veineux** qui chemine dans les capillaires pulmonaires est pauvre en oxygène et riche en gaz carbonique.

Les échanges se font par diffusion des gaz à travers la paroi alvéolaire, d'un milieu à l'autre. Pour chaque gaz, la diffusion se fait du milieu où sa pression est la plus forte vers celui où elle est la plus faible :

- l'oxygène dont la pression est forte dans l'air alvéolaire pénètre dans le sang veineux où sa pression est plus faible ;
- le gaz carbonique quitte le sang veineux où sa pression est la plus forte pour gagner l'air alvéolaire.

Ces échanges aboutissent à la transformation du sang veineux (pauvre en oxygène, riche en gaz carbonique) en **sang artériel** (riche en oxygène, pauvre en gaz carbonique).

Le transport des gaz par le sang circulant

➡ **L'oxygène** est transporté sous deux formes :

- une faible partie est dissoute dans le **plasma** ;
- la majeure partie est transportée par les **globules rouges** du sang ; ceux-ci contiennent un pigment rouge, l'**hémoglobine**. L'oxygène se combine à l'hémoglobine et forme l'**oxyhémoglobine**.

➡ **Le gaz carbonique** est transporté sous trois formes :

- forme combinée : le gaz carbonique est un constituant des bicarbonates ; c'est la forme essentielle de son transport par le sang ;
- forme dissoute dans le plasma ;
- forme combinée à l'hémoglobine, constituant la **carbhémoglobine**.

Les échanges gazeux au niveau des cellules

Ils s'effectuent suivant un mode inverse de ce qui se passe au niveau du poumon :

➡ **l'oxygène** est libéré de l'hémoglobine ; il se dissout dans le plasma qui va l'amener jusqu'aux cellules où il est utilisé ;

➡ **le gaz carbonique** produit par les cellules se combine dans le plasma pour son transport.

Au total, le circuit des gaz à l'intérieur de l'organisme peut être résumé et schématisé sur le tableau ci-dessous :

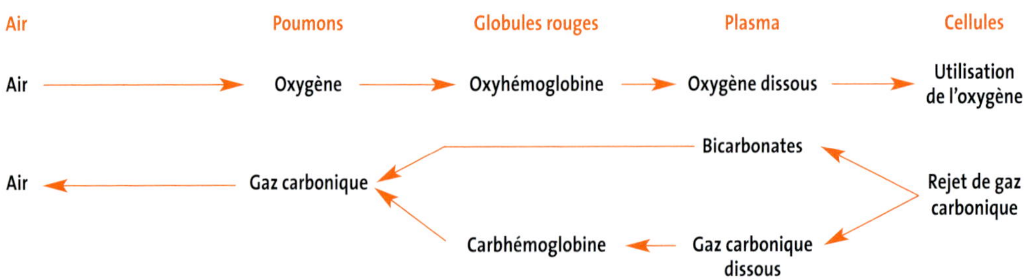

8

L'appareil circulatoire et la circulation

1

Le cœur

Les éléments constitutifs des organes du corps humain ne peuvent survivre et assurer leurs fonctions que grâce à leur irrigation permanente par le courant sanguin. C'est dans le sang qu'ils puisent les éléments nutritifs indispensables et qu'ils rejettent leurs déchets. Le sang circule à l'intérieur d'un système de vaisseaux qui constituent avec le cœur l'appareil circulatoire.

Le cœur est un muscle creux qui, par sa contraction rythmique, assure la progression du sang à l'intérieur des vaisseaux.

Situation et configuration extérieure (fig. 57)

Le cœur est situé dans le thorax, entre les deux poumons, au-dessus du diaphragme, immédiatement en arrière du sternum et du gril costal.

Le cœur a grossièrement la forme d'une pyramide triangulaire, couchée, dont le sommet est dirigé en avant et vers la gauche et la base en arrière et vers la droite. Il présente trois faces dont l'inférieure repose sur le diaphragme.

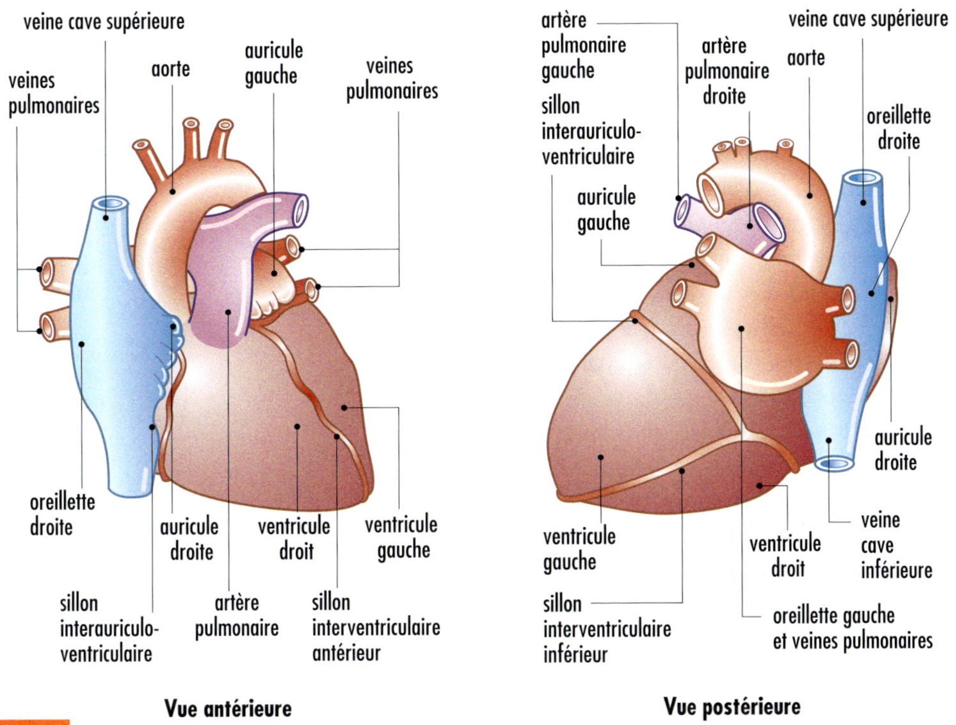

Fig. 57

Le cœur

Chaque face est divisée en deux parties par un sillon transversal, perpendiculaire au grand axe du cœur, le **sillon auriculo-ventriculaire**. Les deux parties sont les **oreillettes** en arrière et les **ventricules** en avant. De la partie moyenne du sillon auriculo-ventriculaire émergent, vers le haut, deux énormes vaisseaux, l'aorte et l'artère pulmonaire.

Au niveau des oreillettes, un sillon vertical (le **sillon interauriculaire**) indique extérieurement la limite entre les deux oreillettes (**oreillette droite** et **oreillette gauche**). De même la masse des ventricules est divisée en deux par un **sillon interventriculaire** : le **ventricule droit** et le **ventricule gauche**.

Dans l'oreillette droite se jettent deux veines volumineuses : la **veine cave supérieure** en haut, la **veine cave inférieure** en bas ; dans l'oreillette gauche se jettent les quatre **veines pulmonaires** (deux droites et deux gauches). Du ventricule droit émerge l'**artère pulmonaire**, du gauche, l'**aorte**.

Configuration intérieure (fig. 58)

Le cœur est divisé intérieurement en quatre cavités par une cloison verticale et une cloison horizontale. Ces cavités sont les oreillettes en arrière et les ventricules en avant. Chaque oreillette communique avec le ventricule correspondant par l'**orifice auriculo-ventriculaire**. En revanche les oreillettes ne communiquent pas entre elles (elles sont séparées par la cloison interauriculaire) et les ventricules ne communiquent pas entre eux (ils sont séparés par la cloison interventriculaire). De cette façon, les cavités cardiaques droites sont totalement séparées des cavités cardiaques gauches ; le sang qui circule dans les unes ne se mélange jamais avec celui qui circule dans les autres.

Les cavités droites

L'oreillette droite reçoit l'abouchement des deux veines caves et de la veine propre du cœur (**sinus coronaire**).

L'orifice auriculo-ventriculaire est pourvu d'un système de valves qui empêche le reflux du sang du ventricule vers l'oreillette au moment de la contraction du ventricule. Ce système est appelé **valvule tricuspide.**

Le ventricule droit présente des colonnes charnues, les **piliers** qui donnent attache à des cordages qui maintiennent les valves de la tricuspide. Il présente également l'orifice de l'artère pulmonaire ; celui-ci présente aussi des valvules qui empêchent le reflux du sang de l'artère dans le ventricule : ces valvules sont appelées **valvules sigmoïdes pulmonaires**.

Les cavités gauches

L'oreillette gauche reçoit les orifices des quatre veines pulmonaires.

L'orifice auriculo-ventriculaire est, comme du côté droit, pourvu d'un appareil valvulaire qui a le même rôle. Cet appareil est appelé **valvule mitrale**.

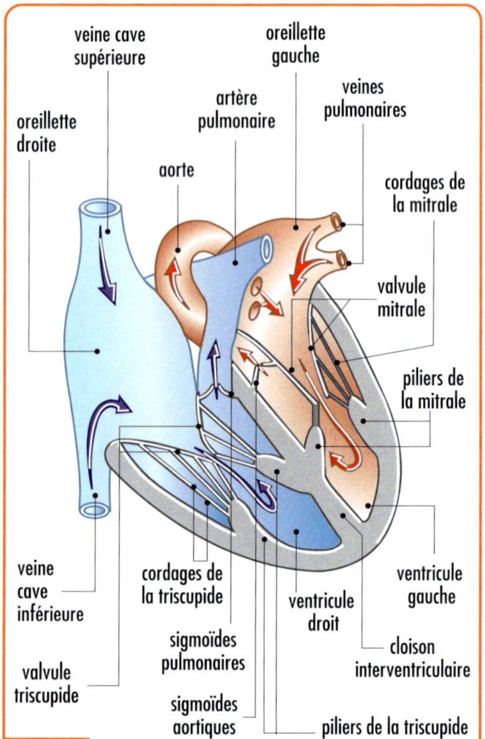

Fig. 58

Configuration intérieure du cœur

➡ **Le ventricule gauche** présente également des piliers et des cordages qui attachent les valves mitrales ; il présente également l'orifice aortique ; l'orifice aortique est aussi pourvu de valvules, les **valvules sigmoïdes aortiques**.

Structure et enveloppes du cœur

Le cœur est constitué par un tissu musculaire spécial appelé **myocarde**. Le myocarde est tapissé intérieurement par une couche appelée **endocarde** et extérieurement par une enveloppe, le **péricarde**.

Le myocarde

Le myocarde est un muscle strié qui est doué d'un fonctionnement autonome et automatique. C'est le seul muscle strié de l'organisme qui n'est pas soumis à l'action de la volonté.

L'endocarde

L'endocarde tapisse l'intérieur des cavités cardiaques ; il ressemble à la couche tapissant l'intérieur des vaisseaux.

Le péricarde

Le péricarde est l'enveloppe extérieure du cœur. Il est constitué de deux parties (fig. 59) :

➡ **le péricarde fibreux**, enveloppe extérieure épaisse ;

➡ **le péricarde séreux**, constitué de deux feuillets, l'un appliqué sur le cœur, l'autre appliqué sur le péricarde fibreux. L'existence de ces deux feuillets permet les mouvements de glissement entraînés par les contractions du cœur.

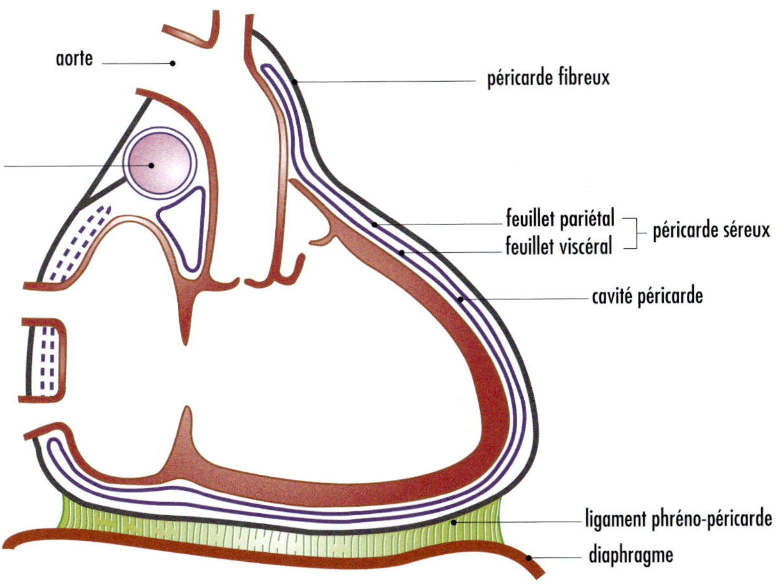

Fig. 59

Disposition générale du péricarde
(coupe verticale et antéro-postérieure du cœur)

2 Disposition générale du système circulatoire

Le sang chemine à l'intérieur d'un système de canaux, les vaisseaux, où il est propulsé par les battements du cœur. On distingue parmi les vaisseaux : les artères, les veines, les capillaires (fig. 60).

Les cellules de l'organisme puisent dans le sang l'oxygène et les éléments nutritifs qui leur sont nécessaires et rejettent dans celui-ci leurs déchets.

Le sang arrive donc aux tissus, oxygéné, c'est le sang artériel de teinte rutilante. Il en revient appauvri et souillé, c'est le sang veineux, de teinte bleue foncée.

Le sang veineux de l'ensemble de l'organisme arrive à l'oreillette droite par les deux veines caves. Il passe ensuite dans le ventricule droit qui propulse le sang dans les poumons. À ce niveau, il s'enrichit en oxygène et élimine ses déchets gazeux. Devenu alors sang artériel, il fait retour à l'oreillette gauche par les veines pulmonaires. Dans cette première partie de son trajet, le sang décrit un circuit du cœur droit au cœur gauche à travers les poumons ; ce circuit constitue la petite circulation.

Le sang artériel traverse les cavités gauches. Il est propulsé par le ventricule gauche à l'intérieur des artères qui le répartissent à l'ensemble des cellules de l'organisme. Après la traversée des organes, le sang est devenu du sang veineux ; il est recueilli par le réseau des veines qui aboutissent finalement aux deux veines caves. Dans cette seconde partie de son trajet, le sang décrit un circuit du cœur gauche au cœur droit à travers tout l'organisme. Ce circuit, très étendu, est appelé grande circulation.

Les ramifications des artères et des veines constituent un réseau formé de vaisseaux microscopiques appelés capillaires. Les capillaires sont très fins (diamètre de l'ordre de 1/100 mm) ; ils communiquent largement entre eux ; enfin leur paroi est formée par une seule couche de cellules et laisse filtrer une partie du liquide sanguin : celle-ci constitue le liquide interstitiel qui baigne toutes les cellules de l'organisme. Le liquide interstitiel est ensuite évacué sous le nom de lymphe, par des vaisseaux lymphatiques qui rejoignent le sang veineux au niveau de la base du cou.

Tant au niveau de la grande que de la petite circulation, le réseau des capillaires est interposé entre les artères et les veines. Il livre passage aux globules du sang et à une partie du liquide sanguin.

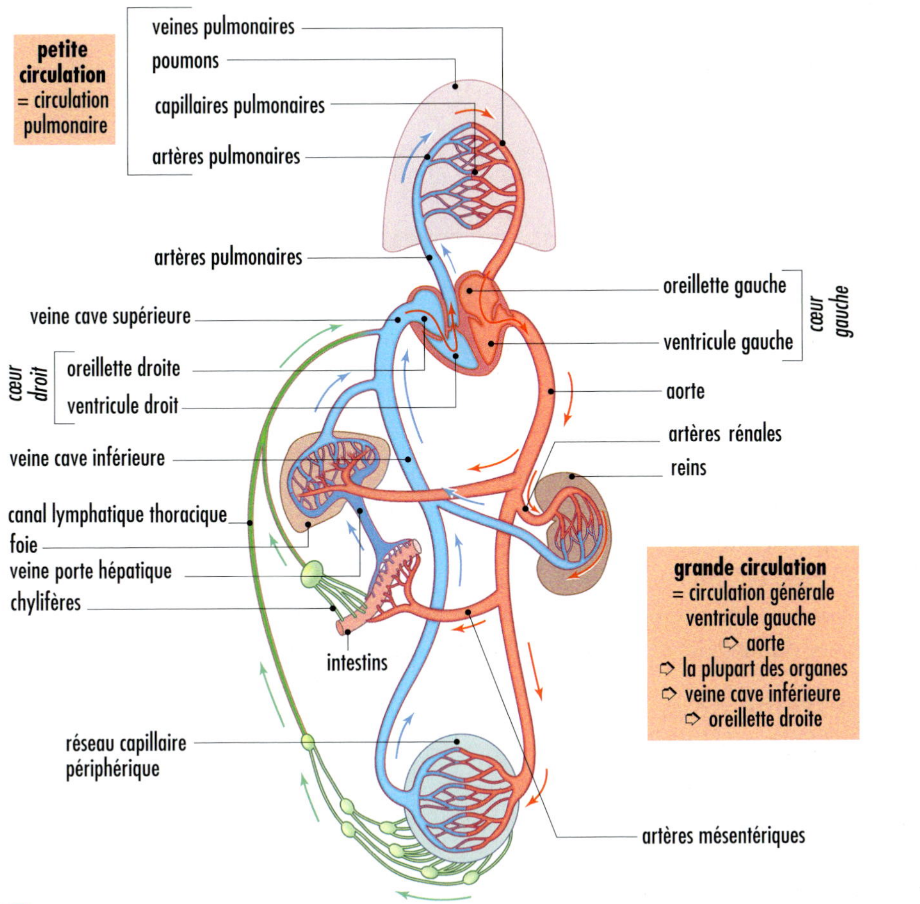

Fig. 60

Circulation sanguine et lymphatique

3 Description des principaux vaisseaux

Les artères

Le système de la petite circulation

Il est représenté par l'**artère pulmonaire** qui naît du ventricule droit et, après un très court trajet, se divise en deux branches, l'artère pulmonaire droite et l'artère pulmonaire gauche chacune destinée au poumon correspondant à l'intérieur duquel elle se ramifie.

Le système de la grande circulation (fig. 61)

Il est représenté par l'**aorte** qui naît du ventricule gauche, décrit une courbe (la **crosse de l'aorte**) et descend ensuite dans le thorax puis l'abdomen où elle se divise. L'aorte donne naissance à toutes les artères du système de la grande circulation.

➔ **Les branches de la crosse aortique**. Ce sont, dans l'ordre :

- les **artères coronaires** ou artères nourricières propres du cœur ; elles sont au nombre de deux, une droite, une gauche et se ramifient au sein du muscle cardiaque ;
- le **tronc artériel brachio-céphalique** : celui-ci après un trajet très court se divise en deux branches : l'**artère carotide primitive droite** et l'**artère sous-clavière droite** ;
- l'**artère carotide primitive gauche** ;
- l'**artère sous-clavière gauche**.

Chacune des artères carotides primitives monte à la face latérale du cou et se divise en deux branches : l'**artère carotide interne** qui pénètre dans le crâne et assure l'irrigation du cerveau et l'**artère carotide externe** qui reste en dehors du crâne et assure l'irri-

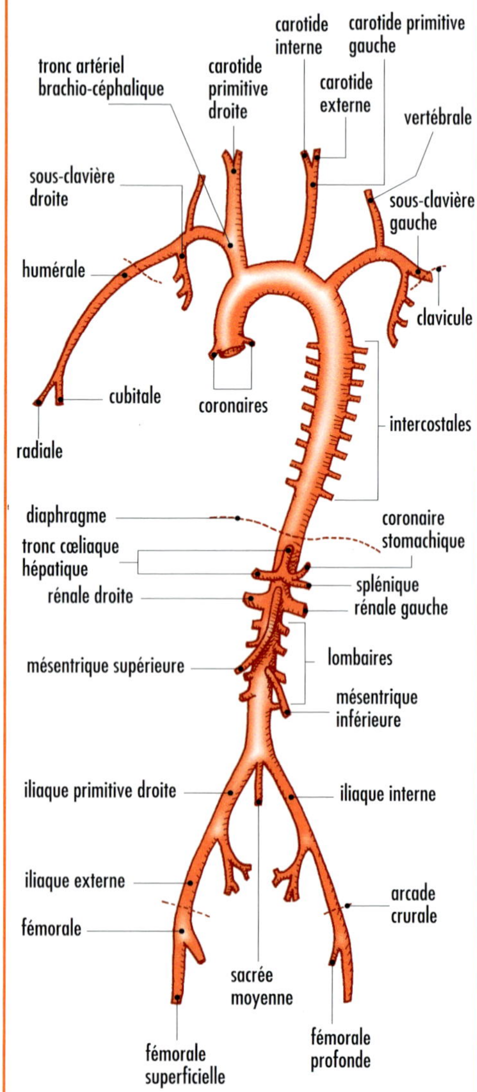

Fig. 61
L'aorte et ses principales branches

gation du massif facial et de l'ensemble des parties molles et des organes du cou, de la face et du crâne.

Chacune des artères sous-clavières donne plusieurs branches collatérales parmi lesquelles l'**artère vertébrale** qui irrigue la moelle épinière, le tronc cérébral, le cervelet et la partie postérieure du cerveau. La sous-clavière se dirige ensuite vers le membre supérieur dont elle assure en totalité l'irrigation : en effet elle se continue avec l'**artère axillaire** (au creux de l'aisselle) puis avec l'**artère humérale** (au niveau du bras) ; cette dernière artère se divise au niveau du coude en deux branches : l'**artère radiale** et l'**artère cubitale** qui irriguent l'avant-bras et dont les branches terminales constituent le riche réseau artériel de la main et des doigts (fig. 62).

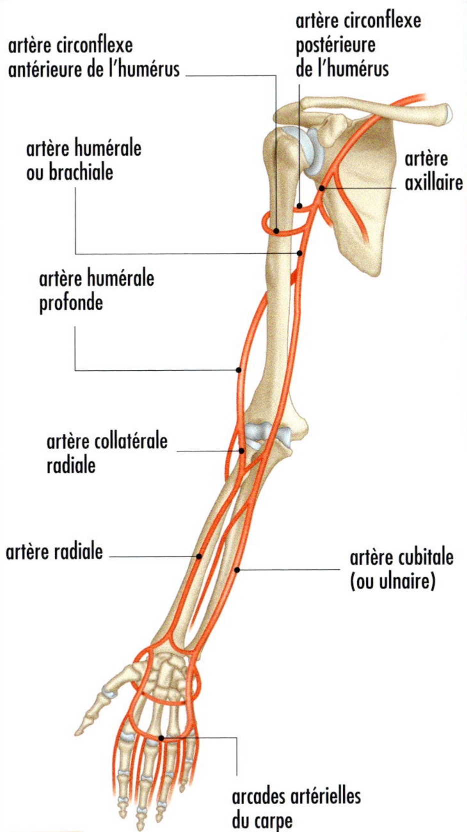

Fig. 62

La vascularisation du membre supérieur

Les branches de l'aorte thoracique. Ce sont :

- les **artères bronchiques**, nourricières des bronches et du poumon ;
- les **artères œsophagiennes,** destinées à l'œsophage ;
- les **artères intercostales**, assurant l'irrigation de l'ensemble des constituants des parois du thorax.

Les branches de l'aorte abdominale. Ce sont :

- les artères destinées aux parois de l'abdomen : **artères diaphragmatiques** et **artères lombaires** ;
- le **tronc cœliaque** qui se divise en trois branches assurant l'irrigation du foie (**artère hépatique**), de l'estomac (**artère coronaire stomachique**), du pancréas et de la rate (**artère splénique**) ;
- l'**artère mésentérique supérieure** qui irrigue tout l'intestin grêle et la moitié droite du gros intestin ;
- l'**artère mésentérique inférieure** qui irrigue la moitié gauche du gros intestin ;
- les deux **artères rénales**, droite et gauche, destinées à chaque rein.

La terminaison de l'aorte abdominale. L'aorte fournit une petite branche destinée au sacrum et aux nerfs sacrés (l'**artère sacrée moyenne**) et se divise en deux grosses branches, les **artères iliaques primitives**, droite et gauche. Chacune d'elles se divise, après un court trajet, en deux branches :

- l'**artère hypogastrique** qui fournit de nombreuses branches irriguant l'ensemble des organes du petit bassin, le bassin osseux et les muscles de la ceinture pelvienne (muscles fessiers en particulier) ;
- l'**artère iliaque externe** qui assure l'irrigation du membre inférieur : elle se continue par l'**artère fémorale** (au niveau de la cuisse), par l'**artère poplitée** (au niveau du genou) ; celle-ci se divise en **artère tibiale antérieure**, **artère tibiale postérieure** et **artère péronière** qui irriguent la jambe et dont les branches terminales constituent le riche réseau artériel du pied et des orteils (fig. 63).

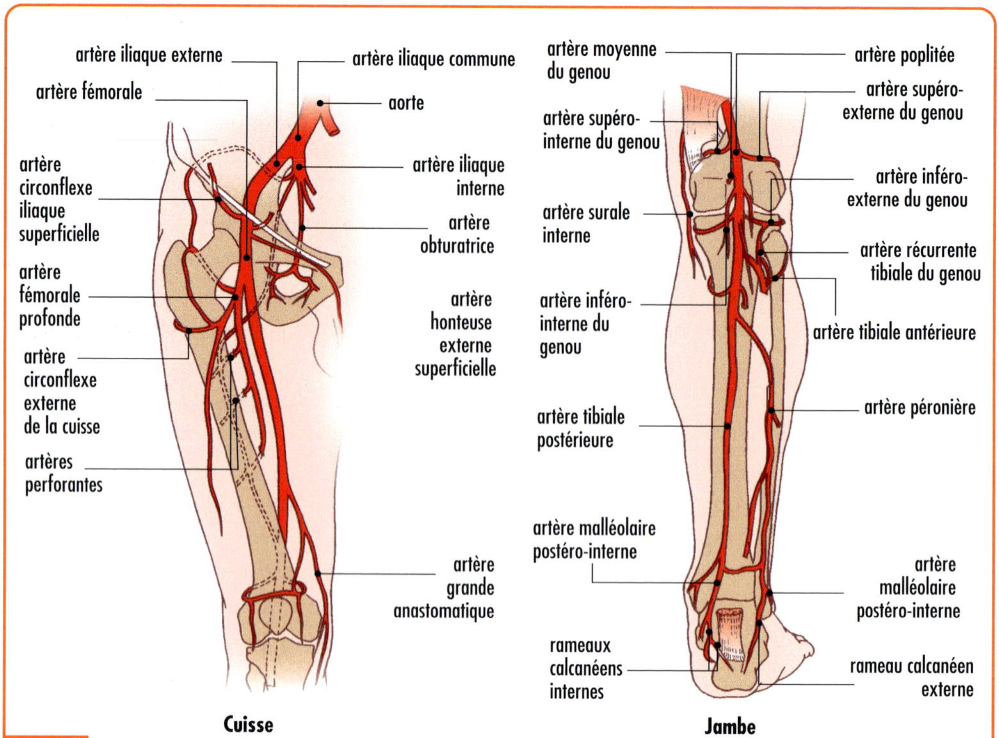

Fig. 63

Les artères principales du membre inférieur : la cuisse et la jambe

Les veines

Le système de la petite circulation

Il est formé par les **veines pulmonaires**, au nombre de quatre (deux droites et deux gauches), qui se terminent dans l'oreillette gauche.

Le système de la grande circulation (fig. 64)

Il est formé par deux sortes de veines :

- des veines accompagnant les artères ; elles sont généralement au nombre de deux par artère sauf au niveau des gros vaisseaux où il n'existe qu'une seule veine qui accompagne l'artère correspondante ; ces veines portent le nom de l'artère dont elles sont satellites ;
- des veines superficielles, circulant dans le tissu sous-cutané et dont le trajet est indépendant de celui des artères ; ces veines superficielles se jettent à des niveaux variables dans les veines profondes satellites des artères.

Les veines de la grande circulation rejoignent finalement le cœur par l'intermédiaire de deux veines énormes, les **veines caves**, supérieure et inférieure ;

- la **veine cave supérieure** draine le sang de la moitié supérieure du corps. Elle reçoit le sang veineux du membre supérieur **(veine sous-clavière)**, de la tête et du cou **(veines jugulaires)**, de la paroi thoracique et de la colonne vertébrale **(veines azygos)**. De chaque côté, la réunion de la veine sous-clavière et des veines jugulaires forme le **tronc veineux brachio-céphalique** ; la réunion des deux troncs brachio-céphaliques forme la veine cave supérieure ;

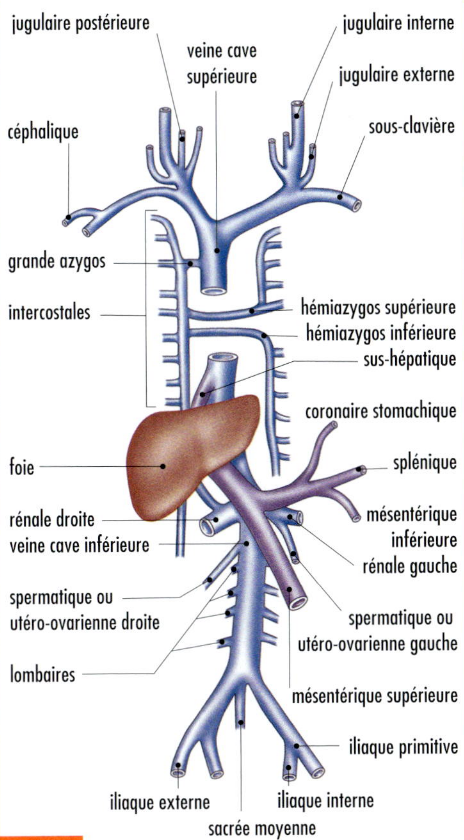

Fig. 64

Le système veineux du corps et ses principales branches

- la **veine cave inférieure** draine le sang de la moitié inférieure du corps. Elle est formée par l'union de deux **veines iliaques primitives** dont les branches recueillent le sang veineux des deux membres inférieurs, des organes du petit bassin, des éléments de la ceinture pelvienne. La veine cave reçoit les veines des organes de l'abdomen : **veines rénales** (venant des reins) et **veines sus-hépatiques** (venant du foie). Les veines qui viennent du tube digestif forment un gros tronc veineux, la **veine porte**. Celle-ci se ramifie à l'intérieur du foie et le réseau veineux qui en résulte est, à son tour, drainé par les veines sus-hépatiques qui rejoignent la veine cave inférieure.

Les veines propres du cœur se jettent directement dans l'oreillette droite par un orifice unique, le **sinus coronaire**.

4 Le système lymphatique

Au niveau des capillaires sanguins, une partie du plasma (élément liquide du sang) et des globules blancs traverse les parois des capillaires et vient baigner directement les cellules. C'est le liquide interstitiel dans lequel les cellules puisent les éléments nutritifs et rejettent les déchets. Ce liquide interstitiel, appelé aussi lymphe, fait retour à la circulation générale par des vaisseaux particuliers appelés vaisseaux lymphatiques (fig. 60).

Les vaisseaux lymphatiques naissent partout dans l'organisme par des capillaires lymphatiques, très ténus. Ceux-ci se réunissent en vaisseaux de plus en plus volumineux, les canaux et les troncs lymphatiques. Aux points de jonction des canaux lymphatiques se trouvent des renflements, les ganglions lymphatiques.

L'ensemble des vaisseaux lymphatiques est finalement drainé par deux collecteurs volumineux :

• la grande veine lymphatique qui se jette dans la veine sous-clavière droite à la base du cou ;

• le canal thoracique qui traverse toute la hauteur du thorax et vient se jeter dans la veine sous-clavière gauche à la base du cou.

Le fonctionnement cardiaque

Description du fonctionnement cardiaque

Le fonctionnement cardiaque consiste en la succession de phases de contraction et de relâchement du muscle cardiaque. La fréquence des contractions est de 70 à 80 battements par minute mais ce nombre varie avec de nombreux facteurs : exercice physique, émotions, sommeil, etc.

L'ensemble des phénomènes dont le cœur est le siège du début d'une contraction au début de la suivante constitue une **révolution cardiaque**. La **révolution cardiaque** comprend schématiquement trois temps (fig. 65) :

- 1er temps : la contraction des oreillettes ou **systole auriculaire** ; elle dure environ 1/10e de seconde et chasse le sang vers les ventricules ;
- 2e temps : la contraction des ventricules ou **systole ventriculaire** ; elle dure environ 3/10e de seconde et chasse le sang vers l'aorte et l'artère pulmonaire ; la fermeture des valvules auriculo-ventriculaires empêche le reflux du sang vers les oreillettes ;
- 3e temps : la période de repos des oreillettes et des ventricules ou **diastole générale**. Elle dure environ 4/10e de seconde. Elle est marquée par le remplissage des oreillettes et la fermeture des valvules sigmoïdes qui empêche le reflux du sang vers les ventricules.

Au total la révolution cardiaque dure environ 8/10e de seconde, dont la moitié consacrée au repos du cœur. Le phénomène essentiel de la contraction cardiaque est le fait que les fibres constituant les oreillettes et les ventricules se contractent toutes ensemble de façon simultanée au moment de la contraction de chaque partie. Cette contraction a toujours une intensité maxima **(loi du tout ou rien)**.

Mécanisme du fonctionnement cardiaque

Le cœur est doué d'automatisme. Son fonctionnement est spontané et indépendant de la volonté.

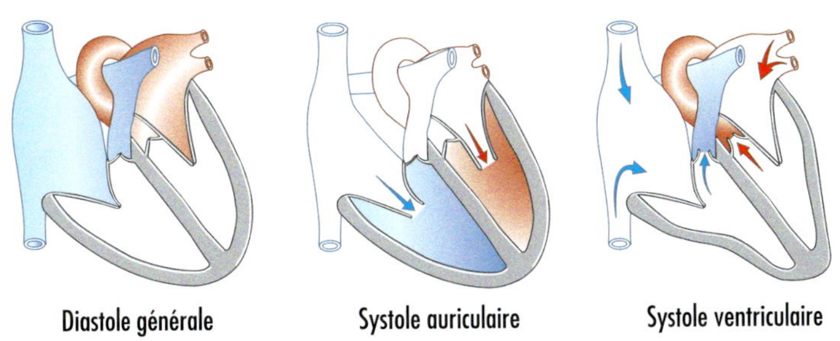

Fig. 65

La révolution cardiaque

Le fonctionnement du cœur est assuré par un système nerveux situé dans les parois même du cœur et appelé **système nerveux intrinsèque**.

Le système nerveux intrinsèque

Il est constitué par les éléments suivants (fig. 66) :

➡ **le nœud sinusal** ou **nœud de Keith et Flack** : situé dans la paroi de l'oreillette droite, il est le point de départ de l'excitation qui déclenche la contraction des oreillettes ;

➡ **le noyau d'Aschoff-Tawara** : situé dans la cloison interauriculaire, il est excité par la contraction des oreillettes et donne à son tour le départ à l'excitation qui déclenche la contraction des ventricules ;

➡ **le faisceau de His** : situé dans la cloison interventriculaire, il assure la propagation de l'excitation à l'ensemble de la masse musculaire ventriculaire et déclenche sa contraction.

Le système nerveux extrinsèque

Il n'intervient, à l'état normal, que pour modifier l'activité cardiaque et l'adapter à l'activité générale de l'organisme :

➡ **le système parasympathique** exerce une action permanente de ralentissement du rythme cardiaque ; c'est le système cardiomodérateur ;

➡ **le système sympathique** a une action intermittente d'accélération cardiaque ; c'est le système cardioaccélérateur.

L'action du système nerveux extrinsèque s'effectue par l'intermédiaire de la libération de médiateurs chimiques.

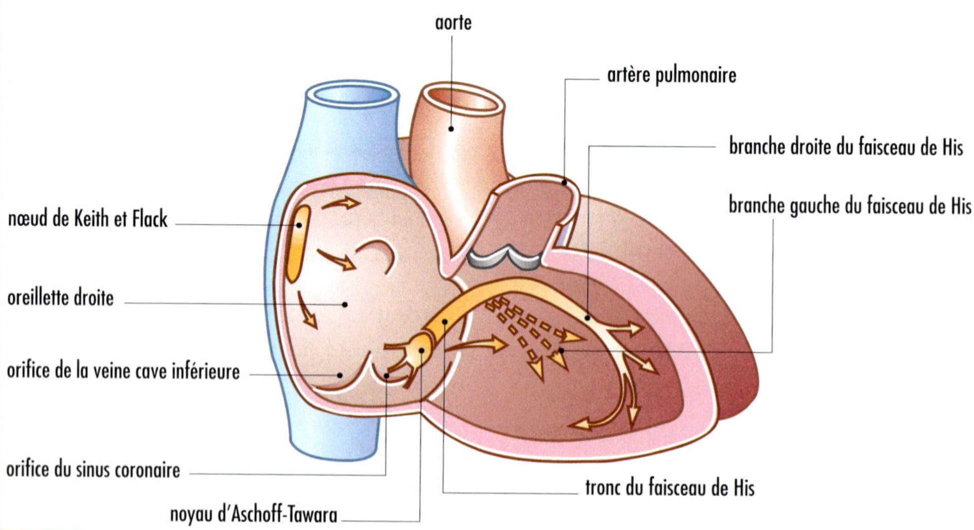

Fig. 66

Le système nerveux intrinsèque du cœur
(vue après ouverture des cavités droites du cœur)

6 Fonctionnement des vaisseaux périphériques

La vasomotricité

La paroi des artères contient des fibres musculaires lisses. La contraction ou le relâchement de celles-ci entraîne des modifications du calibre des vaisseaux. Ces modifications constituent la **vasomotricité**. Celle-ci permet d'adapter à chaque instant le calibre des vaisseaux aux besoins des organes en sang.

La diminution du calibre des vaisseaux est appelée **vasoconstriction**, son augmentation est appelée **vasodilatation**.

La vasomotricité est commandée par le système nerveux végétatif ;

- le **sympathique** exerce une action de vasoconstriction ;
- le **parasympathique** exerce une action vasodilatatrice.

La tension artérielle

À chaque contraction, le cœur envoie dans les vaisseaux une certaine quantité de sang. Cette ondée sanguine exerce sur la paroi des artères une certaine pression appelée **tension artérielle**.

La tension artérielle se définit par deux chiffres :

- la **pression maxima** ou **systolique** atteinte au moment de la contraction ventriculaire ;
- la pression **minima** ou **diastolique**, qui est la pression résiduelle au moment de la diastole.

Elle s'exprime en centimètres ou millimètres de mercure : par exemple, pression à 120/70 (ou 12/7), les deux chiffres indiquant respectivement les pressions maxima et minima.

Les chiffres de pression artérielle dépendent : du débit cardiaque, du calibre des vaisseaux, enfin du volume du sang circulant. La variation d'un ou plusieurs de ces facteurs entraîne des variations tensionnelles.

Le pouls

C'est la sensation de choc que perçoit le doigt lorsqu'il comprime légèrement une artère sur un plan résistant. Il est dû à la transmission le long des parois artérielles du choc de l'ondée sanguine contre l'aorte au moment de la contraction ventriculaire.

La palpation du pouls peut être effectuée à tous les niveaux où les axes artériels sont relativement superficiels. Aux membres supérieurs on peut palper le pouls de l'artère humérale au pli du coude, près de la face interne, ou le pouls radial à la face antérieure du poignet le long de son bord externe **(gouttière du pouls)**. Aux membres inférieurs on peut palper le pouls fémoral à la face antérieure de la racine de la cuisse, au milieu de celle-ci, le pouls tibial postérieur à la cheville, dans la gouttière entre malléole interne et tendon d'Achille, le pouls tibial antérieur à la face antérieure du dos du pied.

La prise du pouls renseigne sur :

- le rythme cardiaque ;
- la qualité des contractions cardiaques, par la force des battements artériels à l'endroit où l'on palpe le pouls.

7 Notions succinctes sur le sang

Le sang est le liquide qui circule dans les artères et les veines, qui irrigue tous les organes de notre corps dont il entretient la vie.

Composition et structure du sang

Le sang est un liquide visqueux dont la coloration va du rouge rutilant au rouge foncé. Son volume est approximativement de 5 litres pour un adulte de corpulence moyenne (70 kg).

Le sang est constitué de deux parties : un milieu liquide appelé **plasma** dans lequel se trouvent des **globules** ou **éléments figurés**.

Les globules ou éléments figurés (fig. 67)

On distingue trois variétés essentielles d'éléments figurés :

		aspect	nombre		taille
globules rouges		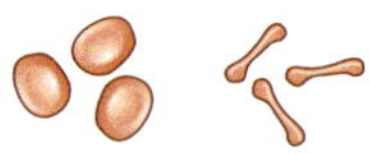	5 000 000 mm^3		7 µ
plaquettes		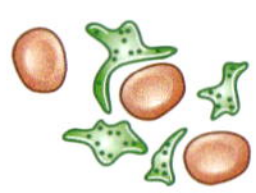	de 200 000 à 400 000 par mm^3		3,5 µ
leucocytes polynucléaires	polynucléaire neutrophile	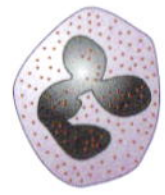	de 60 à 65 %	*de 6 000 à 8 000 par mm^3*	de 10 à 11 µ
	polynucléaire éosinophile	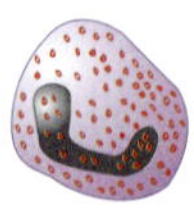	de 1 à 2 %		de 10 à 11 µ
	polynucléaire basophile	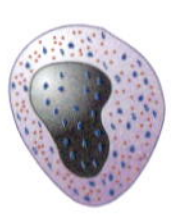	de 0,5 à 1 %		de 10 à 11 µ
leucocytes mononucléaires	lymphocyte	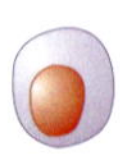	25 %		de 6 à 12 µ
	monocyte	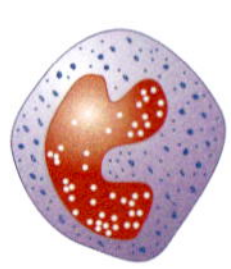	10 %		de 15 à 25 µ

Fig. 67
Principaux éléments figurés du sang

les globules rouges ou hématies, au nombre de 5 millions par millimètre cube de sang. Ils contiennent un pigment rouge, l'**hémoglobine** qui, comme indiqué dans la partie 7 présente une grande affinité pour l'oxygène. Les globules rouges ont pour fonction essentielle le transport des gaz et notamment de l'oxygène des poumons vers les organes, sous forme d'**oxyhémoglobine.** Les globules rouges interviennent dans une moindre mesure pour le transport du gaz carbonique, des organes vers les poumons. Les globules rouges sont dépourvus de noyau ;

les globules blancs ou leucocytes, au nombre de 6 000 à 7 000 par millimètre cube de sang. Contrairement aux globules rouges, les globules blancs ont un noyau dont la forme permet de décrire différentes variétés de leucocytes : les **lymphocytes** et les **monocytes** ont un noyau arrondi non segmenté, les **polynucléaires** ont un noyau segmenté dont l'affinité pour les colorants varie, ce qui permet de décrire plusieurs variétés de polynucléaires (**neutrophiles**, **éosinophiles**, **basophiles**).

La formule sanguine est la proportion de ces différentes variétés de leucocytes. La formule leucocytaire normale est la suivante :

Lymphocytes	25 %
Monocytes	10 %
Polynucléaires neutrophiles	60 à 65 %
Polynucléaires éosinophiles	1 à 2 %
Polynucléaires basophiles	0,5 à 1 %

Le rôle des globules blancs est essentiellement un rôle de défense de l'organisme contre toutes les agressions extérieures dont il peut être victime : lutte contre l'infection, phénomènes immunitaires (reconnaissance et destruction des éléments étrangers). Dans cette tâche, chaque variété de globule blanc est spécialisée ;

les globulins ou plaquettes, au nombre de 200 000 à 300 000 par millimètre cube de sang. Ce sont des éléments beaucoup plus petits, dépourvus de noyau. Les plaquettes ont un rôle fondamental dans le mécanisme d'arrêt des hémorragies. C'est en effet l'agrégation des plaquettes qui est le premier temps de l'arrêt du saignement et qui intervient dans la formation du caillot sanguin.

Le plasma

C'est la partie liquide du sang. Il s'agit d'un liquide jaunâtre formé de 90 % d'eau et qui contient :

- des substances organiques : glucides (sucres), lipides (graisses), protides ;
- des éléments minéraux : chlore, sodium, calcium, potassium, phosphore, magnésium, etc. ;
- des gaz dissous : oxygène, gaz carbonique ;
- des substances de déchet, notamment des acides ;
- des produits divers : hormones, anticorps, etc.

La coagulation du sang

Normalement le sang reste fluide à l'intérieur des vaisseaux, mais lorsqu'il s'épanche à l'extérieur, en quelques minutes il s'épaissit en gelée : on dit qu'il coagule, et il se forme ainsi un **caillot**. Au bout de deux heures environ, le caillot se rétracte et le sang coagulé apparaît comme formé de deux parties : le **caillot** proprement dit, surmonté d'un liquide jaunâtre, le **sérum**.

L'**hémostase** est l'ensemble des mécanismes qui entraînent l'arrêt du saignement lorsqu'un vaisseau a été blessé. L'hémostase comprend schématiquement les temps suivants.

Le temps vasculaire

Le temps vasculaire marqué par une diminution de calibre du vaisseau (vasoconstriction) et une agrégation des plaquettes au niveau de la plaie.

Le temps plasmatique

Le temps plasmatique marqué par des phénomènes chimiques complexes qui aboutissent à la formation du caillot sanguin. Le caillot est formé par un réseau de filaments solides emprisonnant les globules du sang ; ce réseau est formé par une substance spéciale appelée **fibrine**. Celle-ci résulte de la transformation d'une substance soluble présente dans le plasma et appelée **fibrinogène**. Cette transformation se fait sous l'influence d'une autre substance, la **thrombine** ; celle-ci provient elle-même de la transformation d'un corps précurseur appelé **prothrombine**. La transformation de la prothrombine en thrombine est déclenchée par une substance spéciale appelée **thromboplastine**. Le schéma simplifié de la coagulation sanguine est donc le suivant :

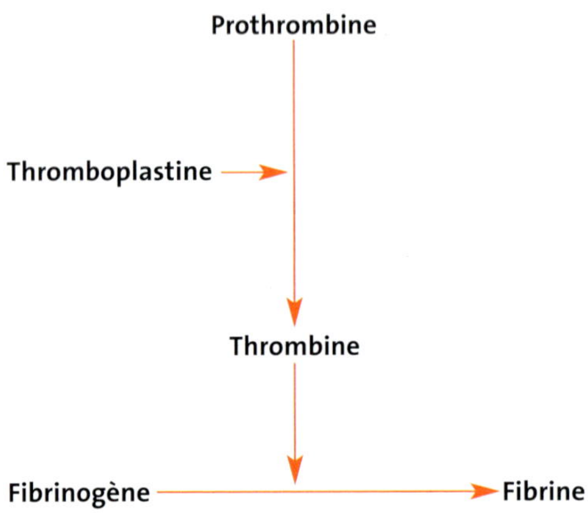

Le temps de postcoagulation

Après l'apparition du caillot sanguin, se produisent dans les heures qui suivent deux phénomènes :
- la **rétraction du caillot**, au bout de deux heures environ ;
- la **dissolution du caillot**, au bout de 72 heures environ. Cette dissolution porte le nom de **fibrinolyse**.

Les groupes sanguins

À l'intérieur de l'espèce humaine, le sérum de certains sujets agglutine les globules rouges d'autres sujets ; les sangs de ces deux types de sujets sont incompatibles. Ces phénomènes d'incompatibilité ont amené à distinguer des catégories de sang différentes : ce sont les **groupes sanguins**.

Le système A, B, O

L'ensemble de l'espèce humaine se répartit en quatre groupes sanguins fondamentaux ; ce sont les **groupes A, B, AB** et **O**.

Les groupes sanguins sont déterminés par la présence dans le sang de chaque individu de deux facteurs :
- un **agglutinogène** fixé sur les globules rouges ;
- une **agglutinine** présente dans le sérum.

Il existe deux agglutinogènes appelés **A** et **B** et deux agglutinines **α** et **β**. L'agglutinine α agglutine les globules rouges porteurs de A et, de semblable façon, β agglutine les globules rouges porteurs de B ; en revanche α n'a aucune action sur B et β n'a aucune action sur A. Il résulte de ce fait que chez un individu α et A ne peuvent être présents en même temps, non plus que β et B. Les associations possibles de ces différents facteurs donnent naissance aux quatre groupes sanguins fondamentaux :
- le **groupe sanguin A** possède A et β ;
- le **groupe sanguin B** possède B et α ;
- le **groupe sanguin AB** possède A et B mais ne possède ni α ni β ;
- le **groupe sanguin O** possède α et β mais ne possède ni A, ni B.

Ces caractères sont présents chez tous les individus. Ils sont immuables pendant toute l'existence et sont transmis héréditairement.

La connaissance des groupes sanguins présente un intérêt majeur pour la pratique des transfusions sanguines. Le danger des transfusions est représenté par l'agglutination des globules rouges du sang transfusé par le sérum du receveur ; en revanche le sérum du sang transfusé ne fait pas courir de risque aux globules rouges du receveur car ce sérum est en trop petite quantité.

Les caractéristiques des grands groupes sanguins et les possibilités des transfusions sont résumées sur le tableau page suivante.

Groupe	Agglutinogène	Agglutinine	Peut donner du sang à	Peut recevoir du sang de
A	A	β	A et AB	A et O
B	B	α	B et AB	B et O
AB	A et B	néant	AB	O, A, B, AB (receveur universel)
O	néant	α et β	O, A, B, AB (donneur universel)	O

Le groupe Rhésus

Les globules rouges du sang de 85 % environ des sujets de race blanche sont porteurs d'un facteur particulier appelé **facteur Rhésus**, ainsi dénommé parce que ces globules sont agglutinés par le sérum d'un singe de l'Inde, le Macacus Rhesus. Les 15 % restants ne sont pas agglutinés et ne possèdent donc pas le facteur Rhésus. Les individus porteurs du facteur Rhésus sont dits **Rhésus positifs** ou **Rh+**, les autres sont dits **Rhésus négatifs** ou **Rh-**.
La transfusion de sang Rh+ à un sujet Rh- immunise ce sujet contre le facteur Rhésus et provoque l'apparition dans son sérum d'**anticorps anti-Rhésus**. Ces anticorps seront à l'origine d'accidents d'agglutination lors de transfusions ultérieures en sang Rh+ alors que la toute première transfusion n'aura provoqué aucun accident. Les accidents seront de plus en plus graves avec la répétition des transfusions.
Des accidents d'incompatibilité Rhésus peuvent survenir en dehors de toute transfusion en particulier lorsqu'une femme Rh-, mariée avec un homme Rh+, est porteuse d'un fœtus Rh+. Dans cette situation, la première grossesse Rh+ sensibilise la mère et provoque l'apparition d'anticorps anti-Rhésus qui seront à l'origine d'accidents graves chez les nouveau-nés Rh+ lors des grossesses ultérieures ; ici encore les accidents observés chez le nouveau-né sont de plus en plus graves en fonction du nombre des grossesses car l'immunisation de la mère s'accroît à chaque grossesse.
Comme pour les groupes sanguins fondamentaux, le groupe Rhésus est immuable pendant toute la vie ; il est transmis selon les lois de l'hérédité.
L'importance de ce facteur implique, en cas d'urgence, lorsqu'une transfusion est nécessaire et que le groupe Rhésus du receveur n'est pas connu, de transfuser systématiquement du sang Rh- pour éviter toute immunisation et tout accident ultérieur.

9

Appareil digestif et nutrition

La bouche

1

L'appareil digestif est formé par l'ensemble des organes qui assurent la transformation des aliments afin d'en permettre l'assimilation par les cellules de l'organisme.
Il comprend une série d'organes creux dont l'ensemble forme le tube digestif et des organes pleins annexés à ce dernier, les glandes annexes. Le tube digestif commence à la bouche et se termine à l'anus. La partie du tube digestif située dans l'abdomen est entourée par une enveloppe spéciale, le péritoine (fig. 68).

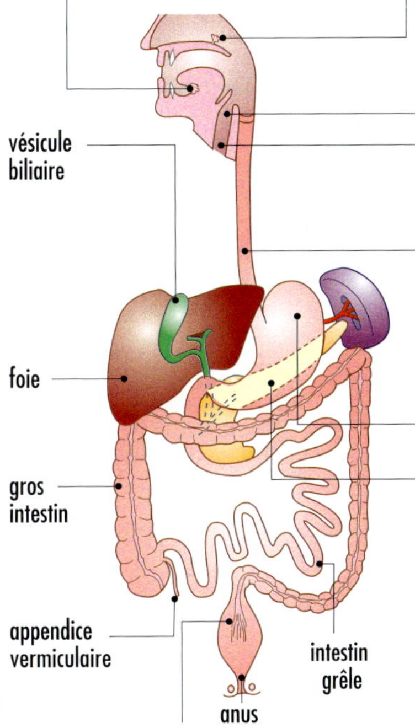

Fig. 68
Schéma d'ensemble du tube digestif

Description

La bouche s'ouvre en avant par l'**orifice buccal** limité par les deux **lèvres**, supérieure et inférieure.
Elle est limitée en haut par le **palais** en bas par le **plancher de la bouche,** et de chaque côté par les **joues**.
Elle communique en arrière avec le pharynx par un orifice appelé **isthme du gosier**.
Elle contient les dents et la langue.

Les dents

Ce sont des organes durs chargés de triturer les aliments afin de permettre leur digestion.

Structure des dents

Chaque dent comporte trois parties (fig. 69) :
• la **racine**, implantée dans l'os de la mâchoire ;
• la **couronne**, partie visible de la dent ;
• le **collet**, zone rétrécie située entre racine et couronne.

La dent est constituée par une substance très dure, l'**ivoire**. L'ivoire est recouvert, au niveau de la couronne, par une substance protectrice très dure, l'**émail**, et au niveau de la racine par le **cément**. La partie centrale de la dent est creuse et constitue la **pulpe** qui contient les vaisseaux et nerfs de la dent.

Classification des dents

Il existe quatre sortes de dents (fig. 70) :

• les **incisives**, à couronne tranchante, qui coupent ;

• les **canines**, à couronne pointue, qui déchirent ;

• les **prémolaires**, à couronne plate avec deux saillies, qui écrasent ;

• les **molaires**, qui possèdent de 2 à 4 racines, à couronne plate avec quatre saillies, qui broient.

Les deux dentitions

L'être humain présente deux dentitions successives : l'une temporaire et incomplète est la **dentition de lait**, l'autre complète est la **dentition définitive** (fig. 71) :

➡ **la dentition de lait** comprend 20 dents apparaissant entre 6 mois et 3 ans. Pour chaque mâchoire on compte dix dents, à savoir : 4 incisives (deux droites, deux gauches), 2 canines (une droite, une gauche)

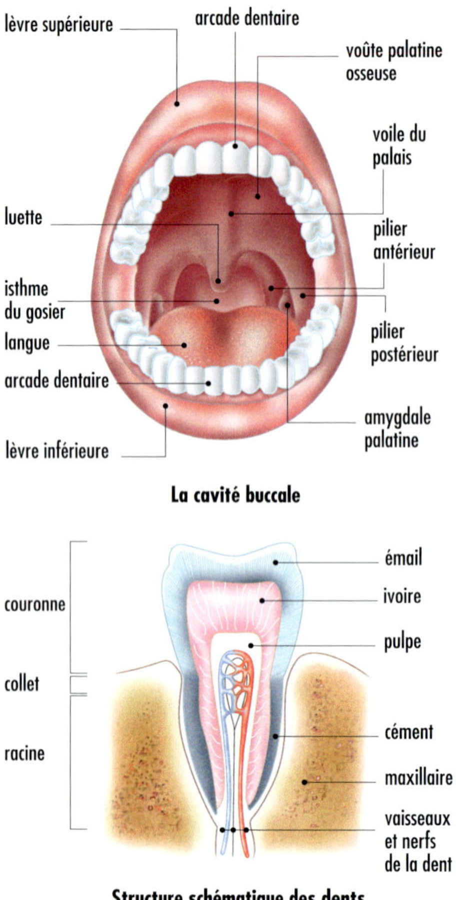

Fig. 69

La bouche et les dents

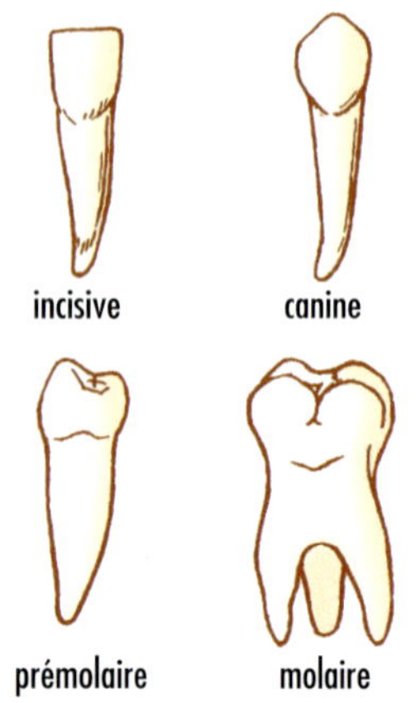

Fig. 70

Les différentes sortes de dents

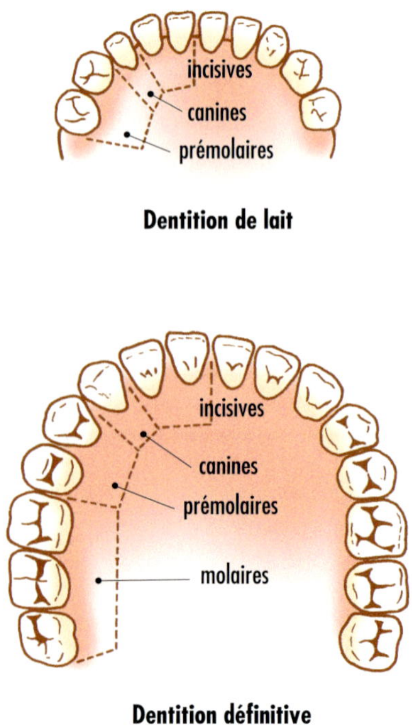

Fig. 71

Les deux dentitions

et 4 prémolaires (deux droites, deux gauches) ;

➡ **la dentition définitive** se forme à partir de l'âge de 7 ans, date à laquelle les dents de lait commencent à tomber et sont remplacées par les dents définitives. L'apparition de ces dernières s'achève vers l'âge de 25 ans. La denture définitive comprend 32 dents, soit 16 pour chaque mâchoire, à savoir : 4 incisives (deux droites, deux gauches), 2 canines (une droite, une gauche), 4 prémolaires (deux droites, deux gauches), et 6 molaires (trois droites, trois gauches).

Rappelons que la **dentition** est le mode d'apparition des dents et la **denture** l'ensemble des dents d'un individu.

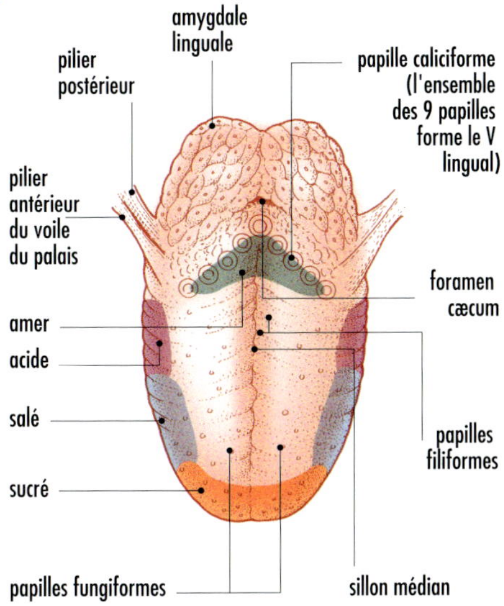

Fig. 72

La langue

La langue

La **langue** est un organe charnu et mobile saillant dans la cavité buccale. Elle est constituée par : un squelette, des muscles qui lui confèrent sa mobilité, enfin une muqueuse qui contient les récepteurs sensoriels de la gustation.

Le squelette

Le squelette est formé par l'**os hyoïde** et par une membrane fibreuse très résistante fixée à l'os hyoïde et donnant insertion aux muscles de la langue.

Les muscles

Les muscles sont au nombre de 17 ; ce sont eux qui confèrent à la langue sa grande mobilité ; celle-ci joue un rôle dans la mastication, la déglutition et la phonation.

La muqueuse

La muqueuse de la langue est caractérisée par la présence des organes du goût, les **papilles gustatives**. Celles-ci sont disséminées sur toute la surface de la langue ; elles seront étudiées avec les organes des sens (fig. 72).

Les glandes salivaires

Ce sont des glandes annexées à la cavité buccale. Il en existe trois paires : les deux **parotides**, les deux **sous-maxillaires**, les deux **sublinguales** (fig. 73).

La parotide

La parotide est située, de chaque côté de la face, en arrière du maxillaire inférieur, en avant de l'oreille. C'est la plus volumineuse de toutes les glandes salivaires. Son canal excréteur, le **canal de Sténon** s'ouvre à la face interne de la joue.

La sous-maxillaire

La sous-maxillaire est située, de chaque côté de la face, en dedans de la branche horizontale du maxillaire inférieur. Son canal excréteur, le **canal de Wharton**, s'ouvre à côté du frein de la langue.

La sublinguale

La sublinguale est située de chaque côté du frein de la langue, sous la muqueuse buccale. Elle s'ouvre à ce niveau par de nombreux canaux.

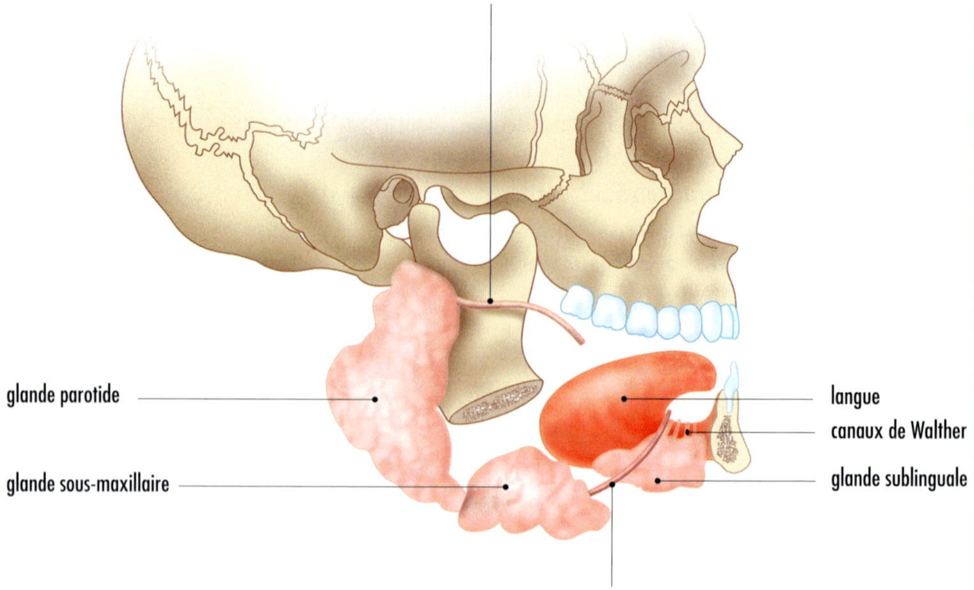

Fig. 73

Les glandes salivaires

2 Le pharynx

Le pharynx constitue le carrefour où se croisent les voies aériennes et les voies digestives. Nous n'envisageons ici que les voies digestives.
Le pharynx communique avec la cavité buccale par l'isthme du gosier. Immédiatement en arrière de celui-ci se trouve, de chaque côté, l'amygdale palatine.
Le pharynx communique en arrière avec l'œsophage par l'orifice pharyngo-œsophagien.

Notes

3 L'œsophage

L'œsophage est un conduit qui fait communiquer le pharynx en haut et l'estomac en bas.

Long de 25 cm environ, il traverse successivement de haut en bas : la partie basse du cou, toute la hauteur du thorax (en arrière de la trachée puis du cœur), le diaphragme et la partie haute de l'abdomen. Son abouchement dans l'estomac est appelé cardia.

Notes

L'estomac

4

L'estomac est une poche digestive qui fait suite à l'œsophage (fig. 74).

Situation de l'estomac

L'estomac occupe la partie haute de l'abdomen dans sa partie gauche et médiane.

Configuration extérieure

La forme générale de l'estomac est celle d'un J majuscule avec un segment vertical et un segment horizontal.

Le segment vertical

Le segment vertical présente :
- l'abouchement de l'œsophage ou **cardia** ;
- une partie renflée, la poche à air ou **grosse tubérosité** ;
- une partie moyenne, le **corps de l'estomac**.

Le segment horizontal

Le segment horizontal, dirigé de gauche à droite, est appelé **antre** et se termine à l'orifice de communication avec le duodénum ou **pylore**.

Structure de l'estomac

Comme tout l'intestin, la paroi de l'estomac est formée de quatre couches superposées :

- **une enveloppe** formée par le péritoine ;
- **une couche musculaire** contractile comportant des fibres transversales et longitudinales dont l'activité conditionne les phénomènes mécaniques de la digestion gastrique ;
- **une couche sous-muqueuse** où cheminent les vaisseaux et les nerfs ;
- **une couche muqueuse** qui contient de nombreuses glandes et qui est formée de cellules élaborant des **sucs digestifs** (pepsine, acide chlorhydrique), un mucus protecteur, enfin des hormones (sérotonine, gastrine).

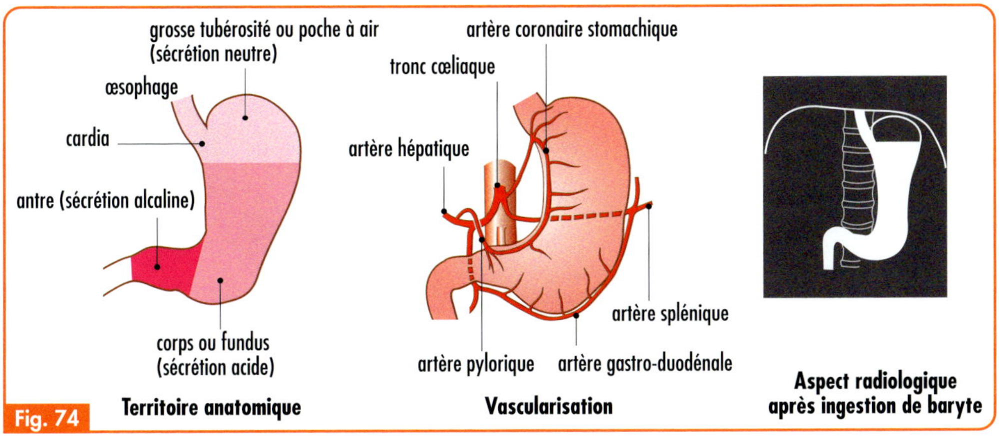

Fig. 74
L'estomac

5 L'intestin grêle

L'intestin grêle est le segment du tube digestif qui fait suite à l'estomac. Il a environ 7 m de long et un diamètre de 3 cm.

Parties de l'intestin grêle

L'intestin grêle comporte deux parties : une partie fixe, le **duodénum**, et une partie mobile, le **jéjuno-iléon**.

Le duodénum

Le duodénum fait immédiatement suite à l'estomac. Il est profondément situé dans l'abdomen et forme un anneau presque complet qui entoure la tête du pancréas à laquelle il adhère. Au niveau du duodénum s'abouchent les canaux excréteurs du pancréas et la voie biliaire (fig. 75).

Le jéjuno-iléon

Le jéjuno-iléon fait suite au duodénum et se termine en s'abouchant dans le gros intestin. Ce segment, libre dans l'abdomen, est long de 6 m environ ; il est replié à l'intérieur de la cavité abdominale et y décrit une série de flexuosités, les **anses intestinales**. Les premières anses constituent le **jéjunum**, les dernières anses, l'**iléon**.

Structure de l'intestin grêle

Elle est comparable à celle de l'estomac et formée de quatre couches. La couche muqueuse a pour particularités de présenter de nombreux replis, les **villosités intestinales** qui contiennent de nombreux vaisseaux.

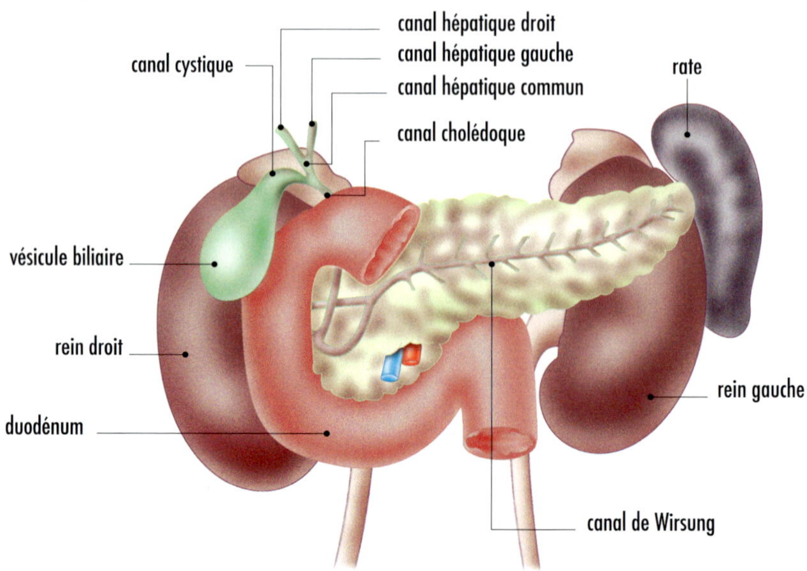

Fig. 75
Le bloc duodéno-pancréatique

6 Le gros intestin

Le gros intestin **fait suite à l'intestin grêle et se termine à l'anus.**

Parties du gros intestin

De son origine à sa terminaison, le gros intestin comporte les parties suivantes (fig. 76) :

- **le cæcum,** partie renflée, en cul-de-sac, placé dans la fosse iliaque droite et au niveau duquel s'abouchent l'intestin grêle et l'**appendice** ;
- **le côlon ascendant** monte verticalement et se continue avec le colon transverse avec lequel il forme un angle, l'**angle hépatique** ;
- **le côlon transverse** traverse de droite à gauche toute la cavité abdominale et se continue avec le côlon descendant avec lequel il forme l'**angle splénique**. Au côlon transverse est fixé le tablier graisseux ou **grand épiploon** ;
- **le côlon descendant** descend verticalement dans le flanc gauche ;
- **le côlon sigmoïde** est mobile et forme une boucle dans la cavité abdominale ;
- **le rectum** enfin est la partie terminale du tube digestif. Il est situé à l'intérieur du petit bassin. Sa partie supérieure, dilatée, est l'**ampoule rectale**. Sa partie inférieure, rétrécie, est le **canal anal.** Celui-ci traverse les muscles du périnée et s'ouvre à l'extérieur par un orifice, l'**anus,** muni d'un muscle circulaire, le **sphincter strié** qui assure la continence.

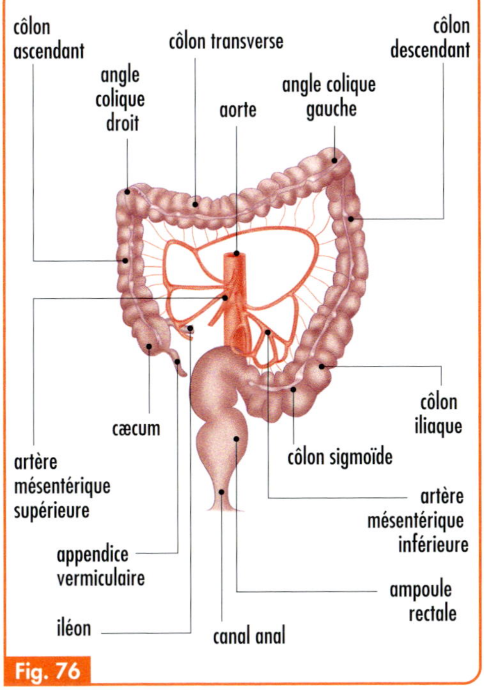

Fig. 76
Le gros intestin et ses vaisseaux

Configuration extérieure et structure

Le gros intestin a un calibre notablement plus important que celui de l'intestin grêle. La couche des fibres musculaires longitudinales de sa paroi est discontinue et disposée sous forme de trois **bandelettes longitudinales** entre lesquelles la paroi du gros intestin présente des bosselures.

La paroi du gros intestin est également constituée de quatre couches ; la couche muqueuse est dépourvue de villosités.

7 Le foie

Le foie est la plus volumineuse des glandes annexées au tube digestif. Il est situé dans la partie haute et droite de l'abdomen.

Configuration extérieure du foie (fig. 77)

Le foie pèse environ 1 500 g. Il est de coloration brun rougeâtre. Sa consistance est ferme, sa surface lisse, son aspect homogène.
Le foie présente trois faces : une supérieure appliquée contre le diaphragme, une postérieure appliquée contre la paroi postérieure de l'abdomen, une inférieure qui répond aux organes intra-abdominaux.
La surface du foie est parcourue par des sillons plus ou moins profonds qui le divisent en plusieurs lobes.

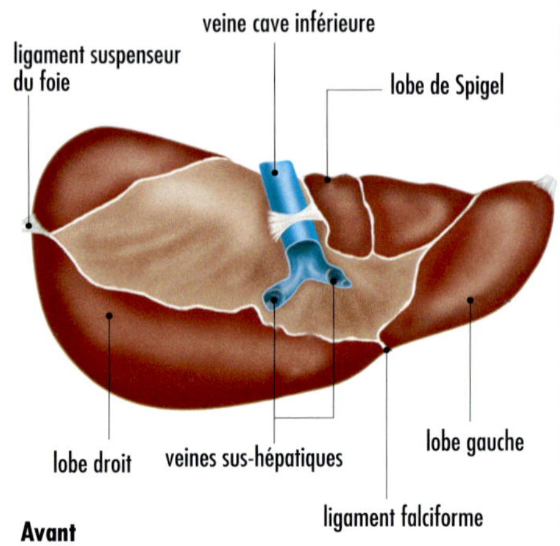

Fig. 77
La face supérieure du foie

Structure du foie

Le foie est constitué par des cellules spéciales, les **cellules hépatiques** dont la caractéristique essentielle est d'être riches en un sucre appelé **glycogène** ; le foie apparaît ainsi comme l'organe essentiel de réserve de sucre dans l'organisme.
Les cellules du foie se groupent et forment des **lobules** séparés les uns des autres par les ramifications des vaisseaux du foie et par les voies biliaires.

Vaisseaux du foie

Le foie reçoit deux courants sanguins différents (fig. 78) : celui de l'**artère hépatique** et celui de la **veine porte**. Tout le sang du foie s'évacue ensuite à travers les **veines sus-hépatiques**.

La veine porte

C'est un tronc veineux volumineux qui draine la totalité du sang veineux provenant du tube digestif. Cette veine se ramifie à l'intérieur du foie en un très grand nombre de branches qui cheminent autour des lobules hépatiques puis baignent les cellules hépatiques. Le système de la veine porte apporte au foie un sang riche en substances alimentaires que les cellules hépatiques vont transformer et stocker : ce système représente donc la **circulation fonctionnelle** du foie.

L'artère hépatique

Elle naît de l'aorte par l'intermédiaire du tronc cœliaque. Elle se ramifie à l'intérieur du foie en de nombreux rameaux qui accompagnent les ramifications correspondantes de la veine porte. L'artère hépatique amène au

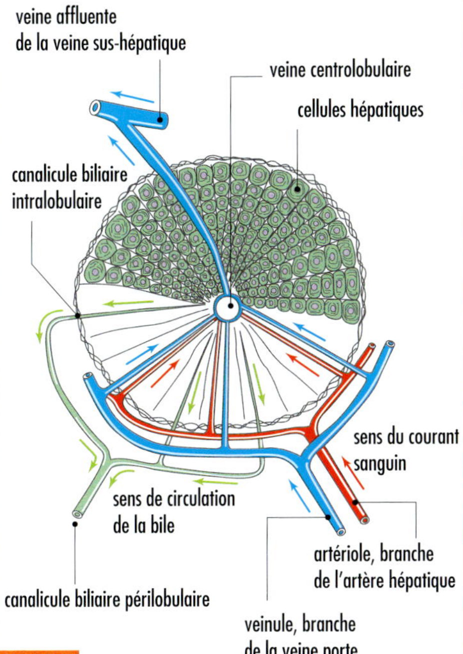

Fig. 78

Structure et vascularisation du lobule hépatique

foie un sang riche en oxygène indispensable à la vie et à l'activité des cellules du foie. C'est la **circulation nutritionnelle** de l'organe.

Les veines sus-hépatiques

Elles recueillent la totalité du sang venu du foie. Leurs branches initiales drainent chaque lobule hépatique. Leur confluence forme des veines de plus en plus volumineuses. Les veines sus-hépatiques se jettent dans la veine cave inférieure près de sa terminaison dans l'oreillette droite.

Les voies biliaires

Une des fonctions du foie est la sécrétion de bile. La bile est recueillie par les voies biliaires (fig. 79).

Les voies biliaires intrahépatiques

Ce sont une série de très fins canaux au contact des cellules hépatiques. Ceux-ci se réunissent

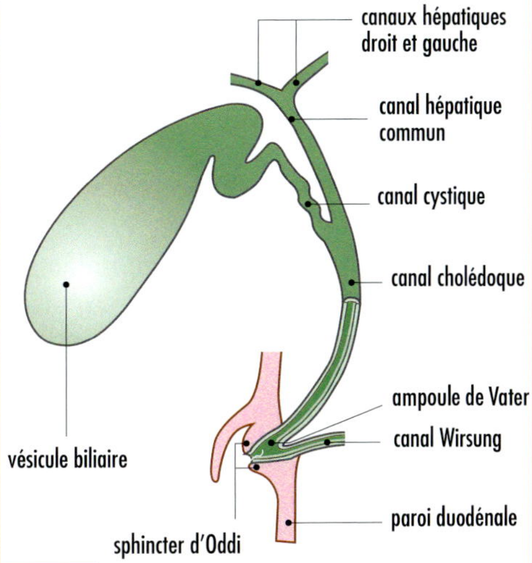

Fig. 79

Les voies biliaires extrahépatiques

pour former des canaux de plus en plus volumineux dont le trajet accompagne les ramifications de la veine porte et de l'artère hépatique. Les canaux biliaires se réunissent finalement pour former deux gros troncs, les **canaux hépatiques** droit et gauche dont la confluence forme le **canal hépatique commun**.

Les voies biliaires extrahépatiques

Elles comprennent deux parties : la voie biliaire principale et la voie biliaire accessoire.

- La **voie biliaire accessoire** est constituée par un réservoir, la **vésicule biliaire**, branché en dérivation et dans lequel la bile s'accumule dans l'intervalle des digestions. La vésicule biliaire s'évacue par un canal appelé **canal cystique**.
- La **voie biliaire principale** est constituée par le canal hépatique commun. Celui-ci se réunit au canal cystique pour former le **canal cholédoque**. Le cholédoque traverse le pancréas et vient s'aboucher dans le duodénum par un orifice commun avec le canal pancréatique principal. L'orifice commun est entouré par un muscle circulaire appelé **sphincter d'Oddi**.

8 Le pancréas

Le pancréas est une glande profondément située dans l'abdomen ; elle est, en effet, appliquée contre la paroi postérieure (fig. 68 et 75).

Configuration extérieure

C'est une glande allongée de droite à gauche, de coloration rosée et qui comporte trois segments de la droite vers la gauche :

- la **tête**, encadrée par le duodénum et qui y adhère intimement ;
- le **corps**, situé en avant de l'aorte ;
- la **queue**, allongée vers la gauche et qui va jusqu'au voisinage de la rate.

Structure du pancréas

Le pancréas est constitué par deux sortes de glandes.

Des glandes à sécrétion externe

Elles élaborent de nombreux **sucs digestifs**. Ceux-ci sont recueillis par les canaux excréteurs de la glande (**canal de Wirsung** et **canal de Santorini**) et déversés par ceux-ci dans le duodénum où ils se mélangent aux aliments.

Des glandes à sécrétion interne

Elles élaborent plusieurs **hormones** dont la plus importante est l'**insuline** qui contribue à maintenir constant le taux de sucre dans le sang.

9 La rate

La rate est un organe plein, annexé au tube digestif mais qui n'a en réalité aucun rôle dans la digestion.
Profondément logée dans la partie haute et gauche de l'abdomen, elle est recouverte et protégée par les côtes, située au-dessous du diaphragme, en arrière et en dehors de l'estomac, au-dessus de l'angle gauche du colon ; elle vient au contact de la queue du pancréas (fig. 68 et 75).
La rate intervient essentiellement dans la destruction des globules rouges du sang et dans les phénomènes immunitaires.

Notes

....

10 Le péritoine

L'ensemble des organes du tube digestif est entouré par une enveloppe spéciale appelée péritoine (fig. 80).

Le péritoine présente deux feuillets :

- un feuillet pariétal qui tapisse la face profonde de la paroi abdominale ;
- un feuillet viscéral qui enveloppe les organes digestifs.

Entre ces deux feuillets se trouve limitée une cavité, la cavité péritonéale qui, normalement, ne contient qu'une infime quantité de liquide.

Ces deux feuillets sont en continuité l'un avec l'autre. Les viscères libres à l'intérieur de la cavité péritonéale sont reliés à la paroi abdominale postérieure par des replis du péritoine appelés mésos ; entre les feuillets des mésos cheminent les vaisseaux nourriciers du tube digestif.

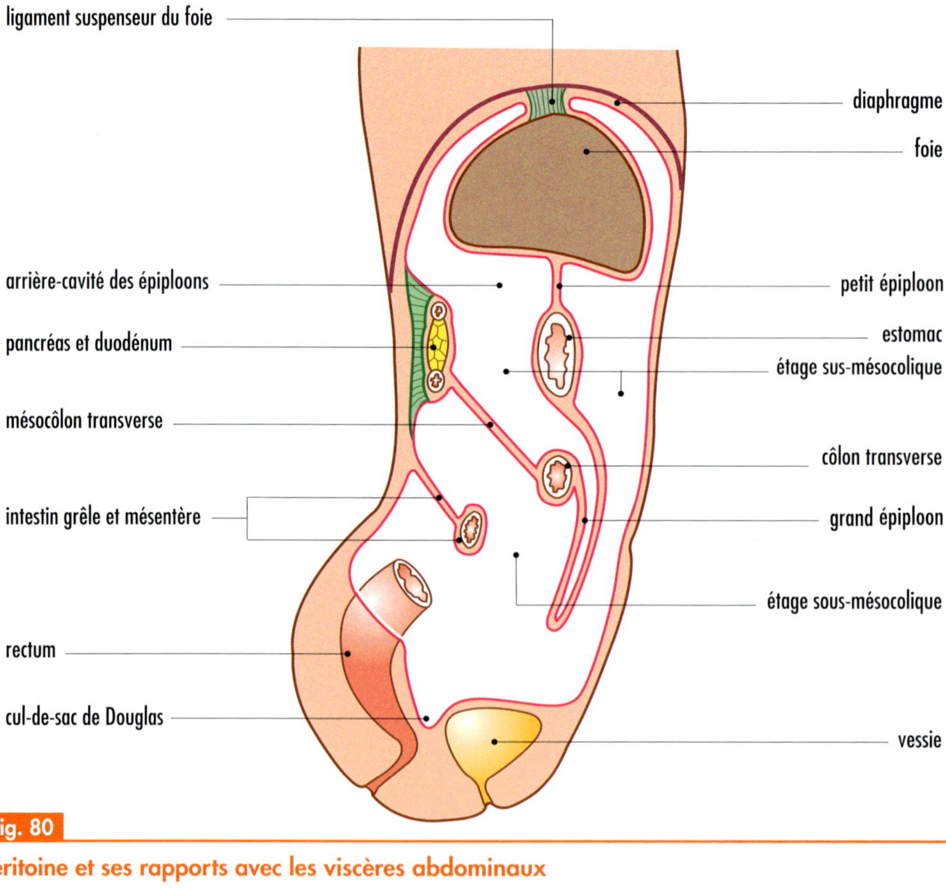

Fig. 80

Péritoine et ses rapports avec les viscères abdominaux

11 La nutrition

Le terme de nutrition désigne l'ensemble des phénomènes qui contribuent à l'assimilation et à l'utilisation par l'organisme des substances nécessaires à la vie.
La fonction de nutrition fait intervenir non seulement l'activité du tube digestif (pour l'assimilation des substances apportées par l'alimentation) mais également l'activité des appareils circulatoire et respiratoire (pour l'apport aux cellules des éléments qui leur sont nécessaires) et de l'appareil excrétoire (pour l'élimination des déchets). C'est donc grâce à la fonction de nutrition que l'organisme maintient l'intégrité de sa substance vivante et assure son activité.
L'activité des autres appareils étant étudiée avec chacun d'eux, nous n'aurons en vue ici que l'étude des phénomènes digestifs.
La digestion est l'ensemble des transformations subies par les aliments ingérés afin de permettre leur utilisation par l'organisme. Ces transformations sont de deux ordres : mécaniques et chimiques.

Les phénomènes mécaniques de la digestion

Ils comportent différentes phases au fur et à mesure de la progression des aliments dans le tube digestif.

La mastication

Au niveau de la cavité buccale, les aliments sont triturés et broyés par les dents ; ce phénomène constitue la **mastication** ; il est assuré par les mouvements du maxillaire inférieur. Simultanément, les aliments sont imbibés par la salive.

Après ce premier temps, les aliments constituent désormais le **bol alimentaire**.

La déglutition

C'est l'ensemble des mouvements qui font passer le bol alimentaire de la bouche dans l'estomac. Chaque mouvement de déglutition comporte deux temps :

- un **temps pharyngien** caractérisé par la projection du bol alimentaire dans l'œsophage et par la fermeture de toutes les voies aériennes (fosses nasales par élévation du voile du palais et larynx par abaissement de l'épiglotte) ;
- un **temps œsophagien** marqué par le cheminement du bol alimentaire dans l'œsophage. Ce cheminement est assuré par les mouvements péristaltiques de l'œsophage.

La déglutition est un phénomène réflexe qui s'accompagne d'arrêt respiratoire à chaque mouvement de déglutition.

Les phénomènes mécaniques au niveau de l'estomac

Au niveau de l'estomac les aliments sont soumis à un brassage énergique et de longue durée sous l'action des contractions gastriques. Ce brassage facilite leur mélange avec le suc gastrique.
Les contractions les plus énergiques ont lieu au niveau de l'antre. Elles aboutissent à la dégradation progressive des particules solides.
Au début de la digestion, le pylore est fermé, ce qui facilite l'action des contractions gastriques. L'ouverture du pylore et par conséquent l'évacuation de l'estomac ne commencent que 20 minutes environ après le début du repas ; les liquides sont évacués d'abord, ensuite les solides. L'évacuation de

l'estomac ne se fait pas d'un seul coup mais elle est rythmée par l'ouverture et la fermeture régulières et répétées de l'orifice pylorique.

Le **vomissement**, rejet par la bouche des aliments ingérés, ne fait pas intervenir la contraction de l'estomac mais essentiellement la contraction du diaphragme et des muscles abdominaux.

Les phénomènes mécaniques au niveau de l'intestin

Le mélange des aliments et des sucs digestifs dans l'intestin constitue le **chyme alimentaire.**

Le chyme est soumis à un brassage par les mouvements intestinaux. Ceux-ci sont de trois ordres (fig. 81) :

- **contractions segmentaires** qui fragmentent le chyme ;
- **mouvements pendulaires** qui favorisent le mélange avec les sucs intestinaux ;
- **mouvements péristaltiques** qui assurent la progression du chyme sur toute la longueur de l'intestin.

La durée totale du transit des aliments, de la bouche au rectum, est de 8 à 24 heures.

La défécation

C'est le terme ultime de la digestion caractérisé par l'expulsion par l'anus des résidus de la digestion.

La défécation est un phénomène réflexe dont :

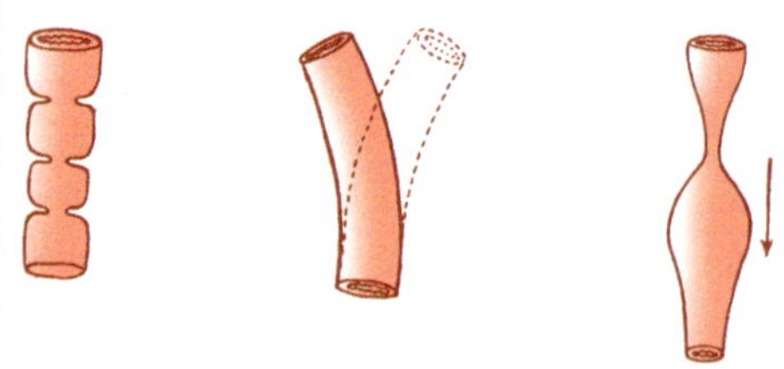

Fig. 81
Les mouvements intestinaux

- le point de départ est la paroi du rectum : distension par les matières et contact avec la muqueuse entraînant la sensation de besoin ;
- le centre est au niveau de la moelle ;
- le déclenchement emprunte les nerfs parasympathiques pelviens.

Les phénomènes chimiques de la digestion

Ils résultent de l'action des différents sucs digestifs sur les diverses catégories d'aliments.

Les catégories d'aliments

On distingue schématiquement trois grands types d'aliments :

➡ **les glucides** ou sucres, éléments fournisseurs d'énergie. Ils sont constitués par un nombre variable de molécules élémentaires unies les unes aux autres. Suivant le nombre de ces molécules on distingue les **sucres simples** (à une seule molécule), les **sucres doubles** (à deux molécules), les **sucres complexes** (plusieurs molécules et jusqu'à plusieurs centaines) ;

➡ **les lipides** ou corps gras, également fournisseurs d'énergie. Leur constitution chimique est complexe et comprend pour la majorité d'entre eux la combinaison d'un **alcool** (le **glycérol**) et d'**acides gras** ;

➡ **les protides**, ou protéines, éléments constitutifs de la matière vivante. Ici encore, leur composition est complexe et comporte la combinaison de molécules simples (les **acides aminés**) formant des **peptides** (**polypeptides** notamment) puis des protéines ; ces derniers constituants sont les plus complexes.

Action de la salive

La salive ne contient qu'une seule enzyme, c'est-à-dire un produit dégradant les aliments. Cette enzyme est l'**amylase salivaire** qui divise les sucres complexes et les transforme en sucres doubles.

Action du suc gastrique

Le suc gastrique contient :

- de l'**acide chlorhydrique** qui active les enzymes digestifs, règle le fonctionnement pylorique et stimule la sécrétion pancréatique ;
- du **mucus** qui protège l'estomac contre l'action de ses propres sucs digestifs ;
- du **pepsinogène** qui, en présence d'acide chlorhydrique, divise les protéines en polypeptides et provoque la coagulation du lait ;
- le **facteur intrinsèque** indispensable pour l'absorption de la vitamine B12.

La sécrétion gastrique est déclenchée par le contact des aliments avec la paroi gastrique qui agit par un double mécanisme : nerveux et hormonal (sécrétion de **gastrine**).

Enfin, l'estomac élabore la **sécrétine**, hormone qui stimule la sécrétion pancréatique.

Action du suc pancréatique

Le suc pancréatique contient :

- des **enzymes protéolytiques** qui dégradent les protéines (déjà attaquées par le suc gastrique) et achève leur dégradation en polypeptides et en composés plus simples (dipeptides) ;
- des **enzymes glycolytiques** qui attaquent les sucres, complétant l'action de l'amylase salivaire et aboutissant à la formation de sucres doubles ;
- des **enzymes lipolytiques** ou **lipases** qui attaquent les graisses et les divisent en glycérol et acides gras. Les enzymes lipolytiques n'agissent qu'en présence de bile.

La sécrétion du suc pancréatique est déclenchée par l'arrivée du chyme gastrique dans le duodénum. Ce déclenchement est assuré pour l'essentiel par un mécanisme hormonal : élaboration de sécrétine par l'estomac.

Action de la bile

La bile est sécrétée par le foie de façon continue mais n'est déversée dans le tube digestif qu'en période de digestion. Dans l'intervalle des repas la bile est stockée dans la vésicule biliaire.

La bile contient :

- des **pigments biliaires,** résidus de la destruction des globules rouges ;
- des **sels biliaires** qui ont seuls un rôle digestif.

La bile agit essentiellement sur les graisses. Elle ne leur fait subir que des transformations physiques : elle les émulsionne, c'est-à-dire qu'elle les transforme en particules très petites ce qui facilite l'action des sucs digestifs.

La vidange de la vésicule biliaire est déclenchée par une hormone élaborée par le duodénum lors du contact avec des aliments ; cette hormone est la **cholécystokinine.**

Action des sucs intestinaux

C'est au niveau de l'intestin que s'effectuent les processus ultimes de la dégradation des aliments. Le suc intestinal contient :

- des enzymes protéolytiques qui achèvent la dégradation des protéines en leurs composés élémentaires, les acides aminés ;
- des enzymes glycolytiques qui achèvent la dégradation des glucides en sucres simples ;
- des enzymes lipolytiques qui achèvent la dégradation des lipides en glycérol et acides gras et les transforment en particules très fines en vue de l'absorption.

Résultats des phénomènes chimiques de la digestion

Au terme de l'action des sucs digestifs les différents aliments ont été scindés en leurs constituants les plus simples : les protéines en acides aminés, les glucides en sucres simples, les lipides en glycérol et acides gras. Ces phénomènes sont résumés sur le tableau page suivante.

L'absorption

À l'étape de décomposition chimique des aliments fait suite l'absorption par l'intestin des produits de la digestion.

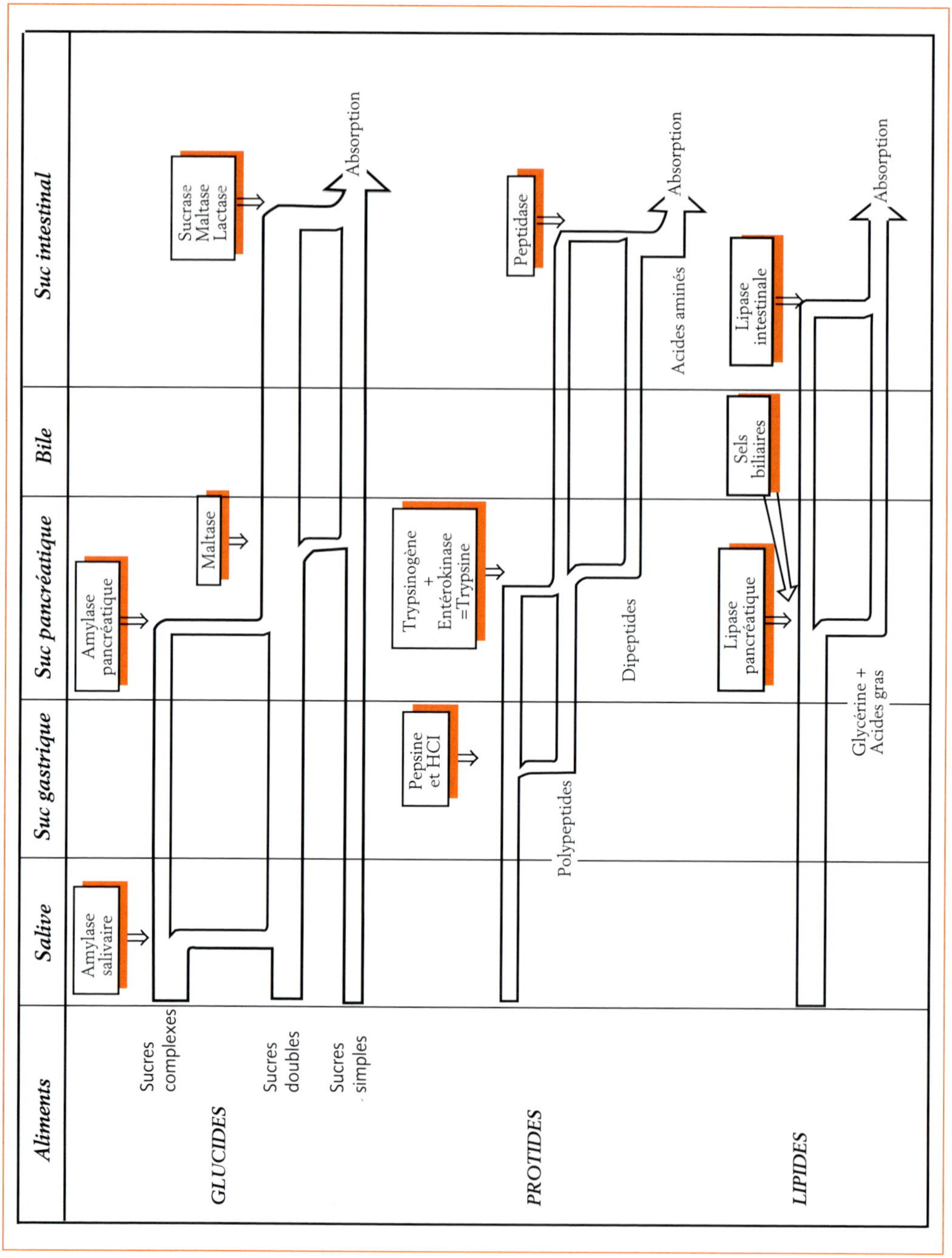

Les sucres simples et les acides aminés

Les sucres simples et les acides aminés, résultat de la digestion des glucides et des protéines, sont absorbés par voie sanguine ; ils passent par la veine porte et arrivent directement au foie.

Les produits de digestion des lipides

Les produits de digestion des lipides après la traversée intestinale gagnent les lymphatiques intestinaux puis la grande circulation, sans passer par le foie.

Fonction des glandes annexes du tube digestif

La rate

La rate agit :
- dans la destruction des globules rouges du sang ;
- dans les phénomènes d'immunité.

Le pancréas

Le pancréas, en dehors de sa fonction de sécrétion de sucs digestifs, élabore des hormones qui sont déversées directement dans le sang et contribuent à maintenir constant le taux de sucre sanguin. Ces hormones sont :
- l'**insuline** qui tend à abaisser le taux de sucre ;
- le **glucagon** qui tend à élever le taux de sucre.

Le foie

Le foie a des fonctions multiples et complexes qui peuvent être énumérées ainsi :
- élaboration de la bile ;
- rôle dans l'utilisation des sucres : mise en réserve des sucres par synthèse d'un sucre complexe appelé **glycogène** et libération des sucres en fonction des besoins par destruction de celui-ci ;
- synthèse de corps gras : triglycérides, cholestérol, phospholipides, etc. ;
- synthèse de protéines qui vont entrer dans la constitution de toutes nos cellules. Parmi les protéines élaborées par le foie figurent les **facteurs de coagulation** du sang ;
- stockage du fer (constituant du pigment des globules rouges) ;
- épuration du sang d'un grand nombre de déchets qu'il contient et élimination des substances étrangères à l'organisme (médicaments, colorants, toxiques, etc.) ;
- élaboration de déchets et notamment d'urée.

Utilisation des substances alimentaires par l'organisme

D'une façon générale l'utilisation des aliments est de deux ordres :
- utilisation **énergétique** : les aliments fournissent l'énergie nécessaire à notre activité et à l'activité de tous nos organes ;
- utilisation **plastique** : les aliments sont utilisés par l'organisme pour fabriquer ses propres constituants et remplacer les constituants usés.

L'ensemble des transformations subies par les aliments et de leur utilisation par l'organisme constitue le **métabolisme**.

D'une façon plus précise, les sucres sont avant tout des aliments énergétiques, les protéines sont avant tout des aliments plastiques, les corps gras sont à la fois des aliments plastiques et énergétiques.

Observation des grandes fonctions de l'alimentation

La prise des aliments résulte des besoins de l'organisme qui se traduisent par les sensations de faim et de soif. L'élimination des déchets alimentaires se fait essentiellement par l'émission des selles.

La faim

La faim est le besoin de manger. Elle se traduit, de façon périodique par des sensations mal définies siégeant au creux épigastrique et dont l'existence est due à plusieurs facteurs :
- contractions de l'estomac et du duodénum ;
- baisse du taux de sucre sanguin ;
- excitation de l'activité du cerveau.

L'appétit est une sensation non désagréable qui provoque le désir de manger. L'appétit est stimulé par la vue, le goût, l'odeur des aliments. L'absence d'appétit est l'**anorexie**, son excès est la **boulimie**.

La soif

La soif est le besoin de boire. Son apparition s'explique par les pertes de liquides que subit en permanence l'organisme : élimination des urines, de vapeur d'eau par la transpiration, la respiration.

La soif a son siège au niveau de la cavité buccale et dépend de la sécheresse des muqueuses. La cause intime est la diminution du volume sanguin circulant avec augmentation de la concentration du sang qui provoque une déshydratation des cellules responsable de la sensation de soif.

La soif est un besoin plus impérieux que la faim car l'eau est un constituant essentiel de nos cellules. On ne peut survivre que très peu de temps sans boire.

Les phénomènes accompagnant le transit intestinal

Deux phénomènes traduisent l'existence du transit intestinal :

- l'émission de **gaz intestinaux** : ils sont dus aux fermentations microbiennes au niveau du gros intestin. Leur volume va de 300 à 1 000 mL par 24 heures ; ils sont évacués régulièrement ;
- l'émission des **selles** : la selle, d'un poids de 150 à 200 g est émise en une ou deux fois chaque jour. Normalement la selle est moulée, consistante, homogène et émise en même temps que des gaz. Elle est constituée de résidus alimentaires non digestibles et de microbes. Son volume diminue considérablement lors de l'administration de régimes sans résidus.

Alimentation et ration alimentaire

Principes généraux de l'alimentation

L'alimentation doit subvenir aux besoins de l'organisme : croissance, remplacement des constituants usés, activité, etc. C'est pourquoi l'apport régulier d'aliments est indispensable.

D'une façon générale, les dépenses de l'organisme, qui doivent être couvertes par l'alimentation, comprennent :

- **les dépenses indispensables**, c'est-à-dire celles qui permettent l'entretien des grandes fonctions vitales (respiration, circulation, digestion, élimination des déchets, etc.) et la croissance chez le sujet jeune ;
- **les dépenses de lutte** contre les agressions extérieures (froid, chaud) visant au maintien de la température centrale ;
- **les dépenses liées au travail musculaire**.

La ration alimentaire doit donc chaque jour apporter une quantité d'énergie suffisante pour couvrir ces dépenses (aspect quantitatif) mais elle doit aussi être équilibrée dans ses différents constituants (aspect qualitatif).

Aspect quantitatif de la ration alimentaire

Il faut, dans la ration alimentaire, distinguer trois parties :

- **la ration d'entretien** qui couvre les dépenses indispensables, les dépenses de régulation de la température et les dépenses liées à un travail modéré. On l'estime à 2 400 calories par jour en moyenne soit 1 500 calories pour les dépenses indispensables, 300 calories pour la régulation de la température et 600 calories pour l'activité musculaire ;
- **la ration de travail** couvre les dépenses liées à une activité musculaire intense et dépend donc de l'importance de celle-ci. Elle peut nécessiter un supplément calorique quotidien de 1 500 (travail moyen) à 3 500 calories (travail intense) à la ration d'entretien ;
- **la ration de croissance**, spécifique à l'enfant et nécessaire pour la construction de l'organisme, nécessite des besoins qualitatifs particuliers. Les besoins caloriques varient selon l'âge ; ils diminuent très progressivement avec l'âge et s'établissent à 120 calo-

ries par kilo de poids à la naissance pour décroître à 60 calories par kilo de poids à l'âge de 15 ans.

Aspect qualitatif de la ration alimentaire

L'alimentation doit être équilibrée, c'est-à-dire qu'elle doit fournir chaque jour à l'organisme une quantité de chaque catégorie de substance égale à celle que l'organisme a éliminée ou détruite. Il faut se souvenir que les différentes catégories d'aliments ne sont pas interchangeables et qu'aucune d'elles ne peut, à elle seule, subvenir aux besoins de l'organisme, même si le nombre de calories apportées est suffisant.

La ration alimentaire doit donc apporter chaque jour une quantité minimum de glucides, de protides et de lipides, mais aussi de l'eau, des sels minéraux, des vitamines, etc.

Toute ration doit donc comprendre :

➡ **des glucides** à rôle essentiellement énergétique ; leur combustion fournit 4 calories au gramme. L'apport glucidique moyen ne doit pas dépasser 400 grammes par jour environ. Il faut préférer les sucres complexes dont la dégradation est plus lente (pain, céréales, pâtes, etc.) aux sucres simples absorbés plus rapidement (sucreries, confiseries, etc.). Les glucides interviennent dans la contraction des muscles ; ils sont utilisés à partir des réserves du foie où les glucides sont stockés sous forme de glycogène ;

➡ **des protides** à rôle essentiellement plastique. La combustion des protides fournit 4 calories par gramme environ. L'apport souhaitable de protides est de 1 gramme par kilo de poids et par jour ; il peut s'élever à 2 ou 3 grammes par kilo de poids chez le jeune enfant en période de croissance. L'apport de protides est une nécessité absolue car l'organisme se trouve dans l'incapacité de fabriquer certains acides aminés constitutifs des protéines et doit obligatoirement les trouver dans l'alimentation ;

➡ **des lipides** qui ont un rôle énergétique important en particulier lors de la contraction musculaire. La combustion d'un gramme de lipides fournit 9 calories environ ; l'apport moyen est de 80 grammes par jour environ ; il sera plus élevé en cas de travail intense ;

➡ **de l'eau** : la ration quotidienne est de 1,5 litre par jour et davantage en cas de sudation importante ;

➡ **des sels minéraux** et notamment : du sodium, du potassium, du chlore, du fer (constituant du pigment des globules rouges), de l'iode (constituant des hormones de la glande thyroïde), du phosphore et du calcium (constituants des os) : ceux-ci doivent être apportés dans une proportion égale à 2/1 dénommée rapport phospho-calcique ;

➡ **des vitamines**, substances indispensables à la vie et dont on distingue deux variétés :

- les vitamines solubles dans les graisses (**vitamines liposolubles**) : vitamine A (croissance, vision), vitamine D (antirachitique), vitamine E (reproduction), vitamine K (phénomènes de coagulation), vitamine F (protection du revêtement cutané) ;
- les vitamines solubles dans l'eau (**vitamines hydrosolubles**) : vitamine B (trophicité du tissu nerveux), vitamine B2 (dégradation des sucres et des protides), vitamines B4, B5, B6 (interviennent dans l'oxygénation tissulaire), vitamine B12 (antianémique), vitamine C (antiscorbutique), vitamine P (agit sur les parois capillaires), vitamine PP (antipellagreuse).

Au total, une alimentation variée, équilibrée et riche est indispensable. Toute absence d'un constituant peut entraîner des phénomènes de carence et des désordres graves.

10

L'appareil urinaire

1 Anatomie

L'appareil urinaire a pour fonction d'assurer l'épuration du sang duquel il extrait les déchets pour les rejeter à l'extérieur sous forme d'urine.

L'appareil urinaire se compose de deux organes qui élaborent l'urine, les reins. Les conduits d'évacuation des reins ou uretères déversent l'urine dans un réservoir, la vessie. L'urine s'accumule dans la vessie au fur et à mesure de sa sécrétion par les reins. La vessie évacue son contenu à l'extérieur par un autre conduit appelé urètre ou urèthre. Cette évacuation est périodique ; elle est appelée miction (fig. 82).

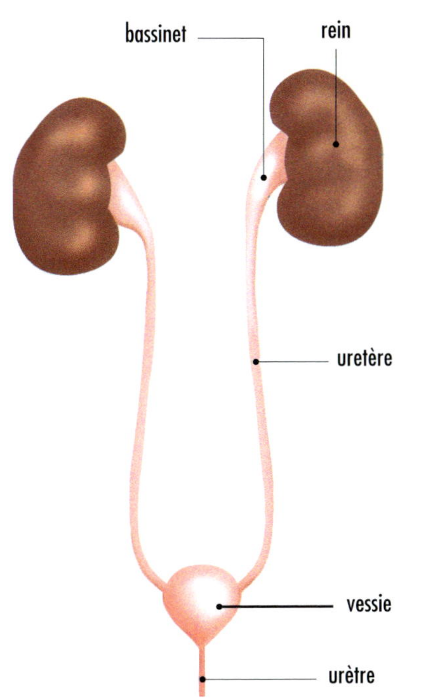

Fig. 82
L'appareil urinaire

Les reins

Généralités

Les reins sont au nombre de deux : l'un droit, l'autre gauche. Leur forme est celle d'un haricot. Ils pèsent en moyenne 140 g. Leurs dimensions moyennes sont de 12 cm de long, 6 cm de large, 3 cm d'épaisseur. Leur coloration est rouge, leur consistance ferme, leur surface lisse et régulière.

Situation

Les reins sont situés dans l'abdomen. Ils sont appliqués contre la paroi postérieure de celui-ci et placés de part et d'autre de la colonne vertébrale. Ils sont entourés de tissu graisseux et occupent la loge rénale.

Les reins sont les organes les plus profonds de l'abdomen et ils sont recouverts en avant par les éléments du tube digestif (estomac, pancréas, colon). En arrière, ils sont appliqués directement sur les dernières côtes et les muscles de la paroi postérieure de l'abdomen. En dedans ils voisinent avec l'aorte et la veine cave inférieure.

Structure

Le rein apparaît au microscope comme formé par la juxtaposition d'un très grand nombre d'éléments tous semblables et appelés **néphrons**. Chaque rein en contient 1 000 000 environ. Le néphron est un élément qui élabore l'urine (fig. 83).

Chaque néphron est constitué par :

- un segment initial appelé **corpuscule de Malpighi**, formé par un peloton de vaisseaux capillaires (le **glomérule**), entouré par une enveloppe à double paroi (la **capsule de Bowmann**) ;

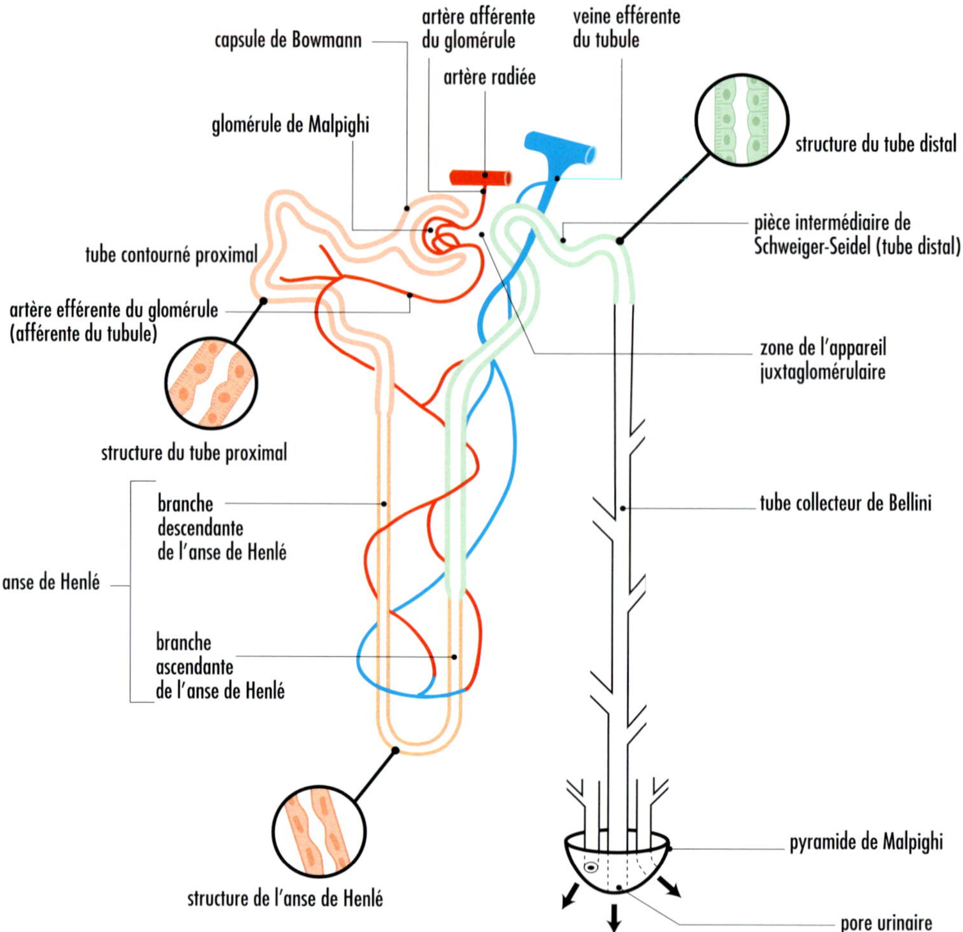

Fig. 83

La structure d'un néphron

■ un segment distal formé par un tube long et flexueux, comportant lui-même différentes parties et qui décrit un trajet en épingle à cheveux avant de se terminer au centre du rein où il s'abouche dans la voie excrétrice.

Vaisseaux du rein

L'artère rénale naît de l'aorte et se ramifie à l'intérieur du rein. C'est à la fois l'artère nourricière et l'artère fonctionnelle du rein. Le fait important est l'absence de toute communication de l'artère rénale avec les artères voisines ou des branches de l'artère rénale entre elles ce qui fait que l'obstruction d'une artère rénale ou d'une branche de celle-ci entraîne la mort du territoire correspondant. Les branches de l'artère rénale irriguent tous les constituants du néphron grâce à une disposition anatomique complexe.

La veine rénale est formée par la confluence des veines qui drainent les différentes parties du rein depuis le réseau veineux capillaire jusqu'à des veines de plus en plus grosses. La veine de chaque rein se jette dans la veine cave inférieure. Contrairement au système artériel, le réseau veineux intrarénal est formé de veines qui communiquent largement entre elles.

Les voies urinaires

Les voies urinaires sont constituées par l'ensemble des conduits que l'urine traverse depuis les reins jusqu'au milieu extérieur. Les voies urinaires comprennent donc : les **calices**, le **bassinet**, l'**uretère**, la **vessie**, l'**urètre**.

Les calices (fig. 84)

Le tube qui termine chaque néphron (appelé **tube collecteur**) s'abouche au centre du rein sur une zone saillante appelée **pyramide de Malpighi**. Il existe de 6 à 10 pyramides. Le sommet de chaque pyramide est coiffé par le début de la voie excrétrice qui s'insère à son pourtour et forme le **petit calice**, tube creux recueillant l'urine émise par la pyramide.

Les petits calices s'unissent entre eux et forment des tubes plus larges, les **grands calices**. Il existe en général trois grands calices dans chaque rein, un supérieur, un moyen, un inférieur.

Le bassinet (fig. 84)

Le **bassinet** résulte de l'union des grands calices. Il constitue au niveau de chaque rein un réservoir qui collecte l'urine sécrétée par le rein et la déverse dans l'uretère ; le bassinet est un organe contractile ; les contractions aident à la progression de l'urine dans les voies urinaires.

L'uretère (fig. 82)

L'**uretère** est un conduit très long qui va du bassinet à la vessie. Sa longueur est d'environ 25 cm, son diamètre de 3 à 5 mm.

L'uretère descend d'abord dans la région lombaire, où il est appliqué directement sur la paroi postérieure de l'abdomen. Ensuite il pénètre dans le petit bassin dont il longe la paroi en dehors ; dans cette région il entre en contact avec le rectum en arrière et l'appareil génital en avant.

L'uretère pénètre enfin dans la vessie dont il traverse la paroi selon un trajet oblique long de 1 cm environ. Il s'abouche sur la face postéro-inférieure de la vessie. Les orifices des deux uretères sont distants de 2 cm environ l'un de l'autre.

L'uretère est un conduit contractile, animé d'ondulations péristaltiques qui permettent le cheminement de l'urine vers la vessie.

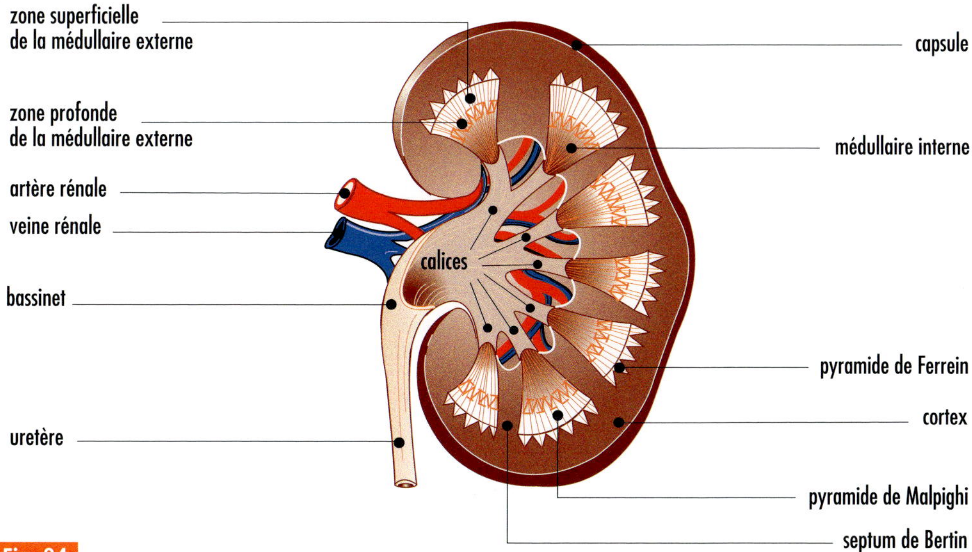

Fig. 84

Représentation schématique d'une coupe médiane d'un rein

La vessie

La **vessie** est un réservoir dans lequel l'urine s'accumule dans l'intervalle des mictions. Lorsqu'elle est vide, la vessie est aplatie de haut en bas. Lorsqu'elle est pleine, elle devient ovoïde à grosse extrémité postérieure et inférieure. La capacité de la vessie est variable : en moyenne le besoin d'uriner est ressenti pour une contenance de 300 mL environ ; c'est la **capacité physiologique**. Mais la vessie est très extensible et sa capacité maximum peut être plus grande.

La vessie est située dans le petit bassin dont elle est l'organe le plus antérieur. Elle est située immédiatement derrière le pubis et la symphyse pubienne. En arrière, elle répond au rectum chez l'homme, à l'utérus et au vagin chez la femme. Enfin, en haut, la vessie est recouverte par le péritoine et entre, par son intermédiaire, en contact avec les anses intestinales (fig. 85).

La paroi vésicale présente trois orifices : les orifices des deux uretères et un orifice médian, celui de l'urètre. Ces trois orifices dessinent un triangle auquel on donne le nom de **trigone**.

La paroi de la vessie comporte une couche de fibres musculaires ; l'ensemble de ces fibres est appelé **détrusor**. Le détrusor est tapissé intérieurement par une muqueuse. Le besoin d'uriner apparaît lorsque la capacité physiologique est atteinte. L'évacuation de la vessie est assurée par la contraction du détrusor.

L'urètre (fig. 85)

C'est le canal excréteur de la vessie. Son aspect est différent dans les deux sexes.

- Chez l'homme l'urètre est long de 16 cm en moyenne et son trajet comporte différentes portions : dès son origine au niveau de la vessie, il s'enfonce dans la prostate et traverse cette glande ; c'est l'**urètre prostatique** où débouchent les canaux éjaculateurs dont nous verrons le rôle lors de l'étude de l'appareil génital. À sa sortie de la prostate,

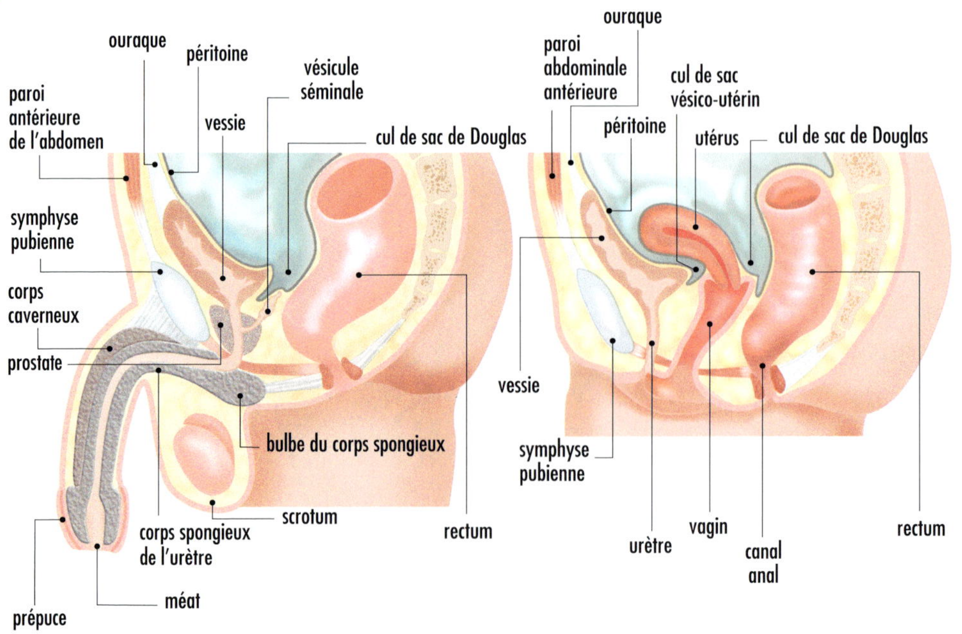

Fig. 85

Vessie et urètre chez l'homme et la femme
(coupe verticale et antéro-postérieure du petit bassin)

l'urètre est entouré par un muscle, le **sphincter strié de l'urètre**, dont la contraction permet de résister au besoin d'uriner. L'urètre traverse ensuite les éléments du périnée (**urètre périnéal**). Il pénètre alors dans un organe érectile, le corps spongieux (**urètre spongieux**) dont il suit le trajet sur toute la longueur de la verge. Il se termine à l'extrémité antérieure de la verge, au niveau du gland par un orifice, le **méat urétral**.

■ Chez la femme, l'urètre est très court. Sa longueur ne dépasse pas 3 cm. Il descend en avant du vagin et s'ouvre à la partie antérieure de la vulve. Il est lui aussi doté d'un sphincter strié qui assure la continence volontaire.

2 Physiologie du rein

Le rôle le plus évident du rein est la sécrétion de l'urine.

L'urine

L'**urine** est un liquide jaune ambré, d'odeur spéciale, de réaction en général acide et dont la quantité émise par 24 heures est en moyenne de 1 500 mL. Sa composition figure sur le tableau suivant où elle peut être comparée à celle du plasma.

Constituants	Urine (quantité pour 1 000 mL)	Plasma (quantité pour 1 000 mL)
Eau	950 mL	900 mL
Protides	0	75 g
Glucides	0	1 g
Lipides	0	6 g
Urée	25 g	0,25 g
Acide urique	0,5 g	0,03 g
Créatinine	1,5 g	0,01 g
Chlorures	5 à 15 g	3,65 g
Sodium	4,5 g	3,25 g
Potassium	1,5 g	0,2 g
Calcium	0,15 g	0,1 g
Acide hippurique	0,5 g	0 g
Ammoniaque	1 g	0 g

Ce tableau montre que le rein élimine certains éléments du sang en augmentant leur concentration (urée par exemple), retient sans les éliminer d'autres éléments (protides en particulier), enfin fabrique des produits (ammoniaque par exemple) puisque ceux-ci n'existent pas dans le sang.

Mécanisme de la sécrétion urinaire

L'élaboration de l'urine comprend trois temps successifs différents : la **filtration glomérulaire**, la **réabsorption tubulaire**, l'**excrétion tubulaire** (fig. 86).

La filtration glomérulaire

Au niveau du corpuscule de Malpighi, la **capsule de Bowmann** se comporte comme un filtre qui va laisser passer une partie des constituants du sang.

À travers les parois des capillaires du glomérule et à travers la capsule de Bowmann passent les éléments du sang assez petits pour filtrer : seuls les globules et les produits formés de grosses molécules ne peuvent pas filtrer. Tous les autres constituants du sang filtrent et forment ainsi l'**urine glomérulaire**. Celle-ci a donc une composition analogue à celle du plasma sanguin exception faite des protides et lipides qui restent dans la circulation sanguine.

Cette filtration glomérulaire s'effectue grâce à la pression artérielle. Dès que celle-ci tombe en dessous de 60 mm de mercure (en cas de choc par exemple) la filtration glomérulaire s'arrête.

Le débit sanguin au niveau du rein est tel (1,5 litre par minute) que le volume de l'urine glomérulaire atteint le chiffre énorme de 160 à 200 litres par jour.

La réabsorption tubulaire

La presque totalité de l'urine glomérulaire est réabsorbée au niveau du tube : le volume de l'urine définitive n'est en effet que de 1,5 litre par jour.

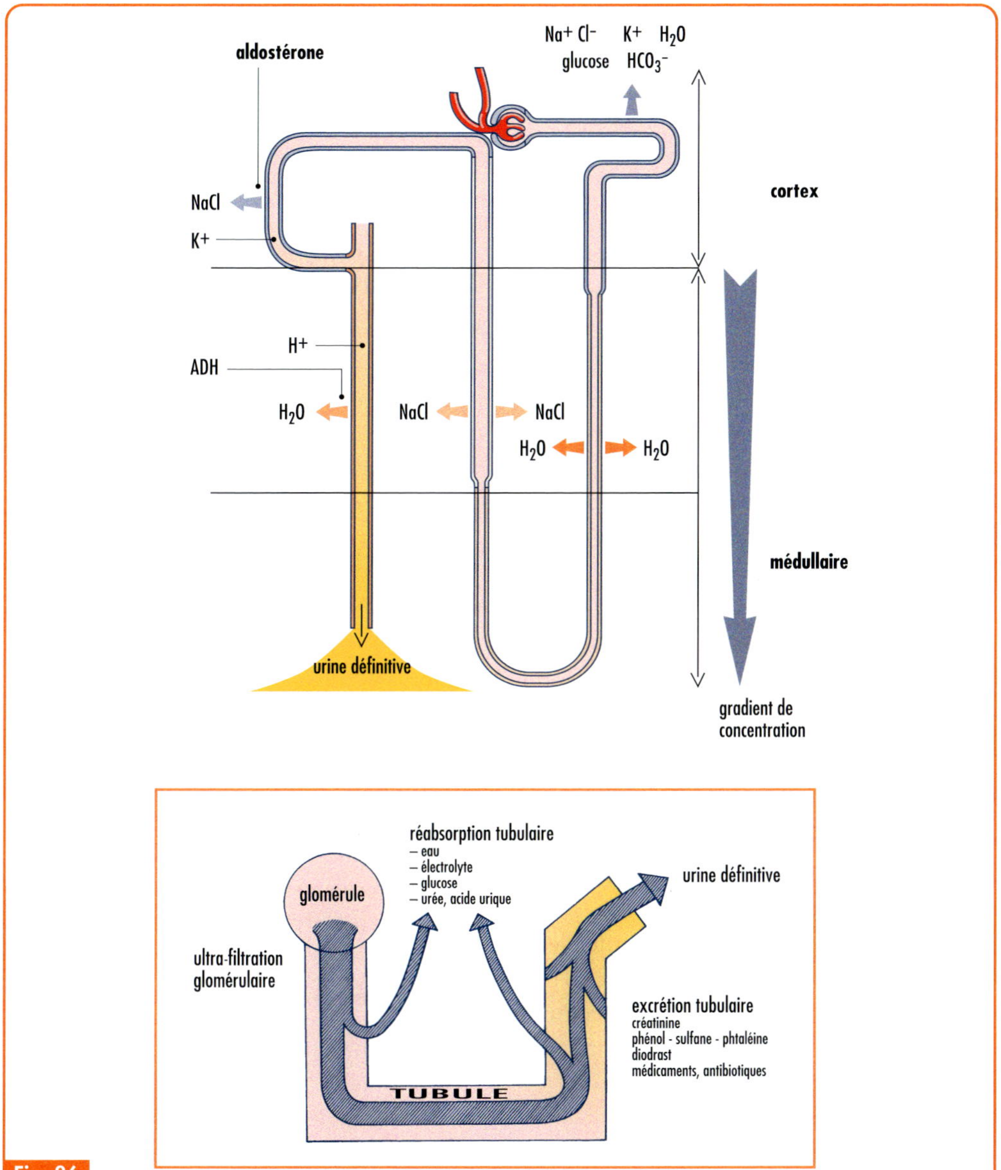

Fig. 86

Fonctionnement schématique d'un néphron

Cette réabsorption porte inégalement sur les différents constituants de l'urine glomérulaire :

- l'eau est réabsorbée à 99 % de ce qui avait été filtré par le glomérule ;
- certaines substances sont réabsorbées en totalité, par exemple le sucre ; celui-ci fait en effet défaut dans l'urine définitive ;
- certaines substances ne sont pas du tout réabsorbées et sont ainsi totalement éliminées : la créatinine fait partie de ces substances ;
- enfin certaines substances sont partiellement réabsorbées. Leur élimination ne se produit que lorsque leur taux dans le sang dépasse un certain niveau : à ce moment, elles ne sont plus réabsorbées ; lorsque leur taux est inférieur à ce niveau, elles sont réabsorbées. Ce taux limite est appelé **seuil**. Les sels (sodium, potassium, chlore, etc.) font partie de ces sub-

stances. Signalons à cet égard que chez le diabétique le taux sanguin du sucre étant trop élevé, la réabsorption de celui-ci au niveau du tube n'est plus que partielle et l'apparition de sucre dans les urines se produit.

La sécrétion tubulaire

Les cellules des tubes ont la propriété d'éliminer certaines substances. À la quantité de celles-ci filtrée par le glomérule vient s'ajouter une quantité sécrétée au niveau du tube. Ce phénomène est observé pour certains produits étrangers à l'organisme (médicaments, antibiotiques, produits iodés utilisés en radiologie, etc.) mais aussi pour les sels (sodium, potassium, etc.) permettant ainsi le maintien de l'équilibre de leurs taux sanguins.

Étude de l'élimination de diverses substances

L'eau et le sodium

Ces deux substances doivent être étudiées ensemble car leurs mécanismes d'élimination sont intimement liés :

➔ **filtration glomérulaire :** la quantité d'eau filtrée par le glomérule est d'environ 120 mL par minute. Cette filtration s'effectue comme nous l'avons vu sous l'action de la pression artérielle. Le sodium du plasma est filtré en totalité au niveau du glomérule ;

➔ **réabsorption tubulaire** : elle intéresse 99 % du volume d'eau filtrée et 95 % environ du sodium filtré. Cette réabsorption est sous la dépendance d'une régulation qui est assurée par des hormones : l'**hormone antidiurétique**, sécrétée par la **posthypophyse** (glande située à la base du cerveau), accroît les phénomènes de réabsorption en cas de boissons insuffisantes (d'où la diminution de la diurèse) ; l'**aldostérone**, sécrétée par la **glande surrénale,** accroît aussi les phénomènes de réabsorption, en particulier du sodium, en cas de restriction de boisson ou d'apport de sodium, d'où la diminution de diurèse.

Les autres éléments simples

- Le chlore, le potassium, les bicarbonates sont également filtrés et réabsorbés dans des proportions nécessaires pour maintenir constant leur taux dans le sang (fig. 96).
- L'ammoniac est fabriqué par les cellules du tube et éliminé dans l'urine.

Les substances organiques

- L'urée et l'acide urique sont filtrés et partiellement réabsorbés.
- Le glucose (sucre), filtré, est totalement réabsorbé, sauf chez le diabétique qui élimine le sucre en excès dans ses urines.
- La créatinine est uniquement filtrée et ne subit aucune réabsorption.

Régulation de la sécrétion urinaire

La sécrétion urinaire s'adapte en permanence aux besoins liquidiens de l'organisme. Elle est donc fonction directe :

- des ingestions de boissons et de sel ;
- de l'importance des déperditions d'eau par sudation ou évaporation respiratoire.

Cette régulation est assurée essentiellement par un mécanisme hormonal représenté par l'hormone antidiurétique de l'hypophyse et par l'aldostérone. Le niveau de pression artérielle influence également la sécrétion d'urine.

3 Étude synthétique des fonctions du rein

Les fonctions du rein sont complexes et peuvent être groupées sous diverses rubriques.

Élimination des déchets

Les déchets solubles dans l'eau (urée, acide urique, etc.) sont éliminés par le rein qui les concentre.

Maintien de la constance du milieu intérieur

Les cellules qui composent notre organisme ne peuvent vivre et fonctionner que si le milieu liquide qui les baigne garde une composition constante. C'est le rein qui assure cette constance.

L'équilibre de l'eau

Le rein maintient stable le capital en eau de l'organisme. Son pouvoir d'adaptation est considérable et il réagit très rapidement soit à une surcharge, soit à une restriction en eau.

L'équilibre des éléments minéraux

Le rein règle l'élimination de toutes les substances minérales de façon à maintenir constante la composition du plasma.

L'équilibre entre acides et bases

Le fonctionnement des cellules aboutit à la formation continue d'acides. C'est le rein qui élimine, pour l'essentiel, l'excès d'acide et qui épargne le capital basique de l'organisme (bicarbonates).

Fonctions de synthèse et anti-toxique

Le rein assure la synthèse de nombreux produits : **urochrome** (pigment jaune de l'urine), **ammoniaque**, **acide hippurique** (à partir de composés toxiques).
Le rein débarrasse donc l'organisme de produits toxiques ou même de poisons. Un bon nombre de médicaments sont éliminés par le rein.

Pouvoir de sélection

Le rein a un pouvoir de sélection puisque certains constituants du sang ne sont jamais éliminés dans l'urine (protides, lipides, éléments figurés du sang). Ce n'est qu'en cas de lésion grave des reins que ces éléments apparaissent dans l'urine : **albuminurie**, **hématurie**, **glycosurie**, etc.

Régulation de la tension artérielle

Le rein fabrique une substance spéciale appelée **rénine**. Ce produit a une action puissante sur la pression artérielle qu'elle élève, c'est, actuellement, le produit hypertenseur le plus puissant que l'on connaisse ; il agit en pro-

voquant la contraction de tous les vaisseaux de l'organisme.
La sécrétion de rénine intervient chaque fois que la pression artérielle diminue et que l'irrigation artérielle du rein est insuffisante.
Par ce produit, le rein joue donc un rôle essentiel dans le maintien de la pression artérielle.

Fonction hématopoïétique

Le rein élabore une substance appelée **érythropoïétine.** Cette substance stimule la fabrication des globules rouges (ou **hématopoïèse**) par les cellules de la moelle osseuse.

La miction

La miction est l'évacuation de la vessie et la vidange des urines qu'elle contient.
Dans l'intervalle des mictions, l'urine arrive goutte à goutte dans la vessie qui joue un rôle de réservoir. Le remplissage progressif de la vessie est permis par la fermeture de l'urètre du fait de la contraction de son sphincter.
Lorsque le volume d'urine contenu dans la vessie atteint la capacité physiologique de la vessie (300 mL environ), il apparaît une tension vésicale qui provoque le besoin d'uriner. La miction résulte de la contraction du muscle vésical (ou détrusor) et du relâchement du sphincter de l'urètre.
Ces phénomènes sont sous la dépendance du système nerveux avec des centres au niveau de la moelle épinière et du cerveau (car la volonté peut intervenir dans le déclenchement de la miction).
À l'état normal, la miction est indolente, facile, complète (la vessie se vide en totalité). Les mictions sont uniquement diurnes (la vessie dort la nuit) et surviennent à intervalles variables.
La continence ou possibilité de retenir ses urines est assurée par la contraction d'un sphincter qui entoure l'urètre. Le sphincter comporte en fait deux parties :

- le sphincter lisse qui exerce une contraction permanente, involontaire, assure la continence inconsciente le jour et la continence pendant le sommeil ;
- le sphincter strié, soumis à la volonté, assure la continence volontaire qui permet de résister au besoin d'uriner.

Les troubles de la miction sont fréquents et variés : mictions difficiles (dysurie), trop fréquentes (pollakiurie), impossibles (rétention d'urine), etc.

5 Observation de la diurèse

L'observation de la diurèse, c'est-à-dire de la quantité d'urine émise par jour, fait partie de l'examen de routine chez tout malade.

Recueil des urines

Il est effectué sur 24 heures à partir et jusqu'à une heure fixe et immuable si l'observation est poursuivie plusieurs jours. On peut utiliser deux bocaux, un pour le jour, un pour la nuit.

L'importance de chaque miction est mesurée au moyen d'un verre gradué. Son volume est noté sur la feuille de surveillance du malade puis l'urine est collectée dans le bocal.

En pratique, le recueil d'urine débute à 8 heures du matin jusqu'à 8 heures le lendemain. Il s'effectue de la façon suivante :

- on fait uriner le malade à 8 heures le premier jour et l'on jette cette urine ;
- ensuite les urines sont recueillies comme indiqué ci-dessus, jusqu'à 8 heures le lendemain, la dernière miction recueillie étant celle de 8 heures le lendemain qui est à inclure dans la diurèse des 24 heures.

La diurèse quotidienne doit être notée et une courbe doit en être tracée sur les feuilles de surveillance ou de température.

Résultats

La diurèse normale est de 1 500 mL environ par 24 heures dont les 2/3 correspondent à la diurèse diurne et le 1/3 à la sécrétion urinaire nocturne.

Il faut s'attacher à noter :

- la quantité d'urine émise : la **polyurie** est une diurèse excessive, l'**oligurie** une diurèse insuffisante ;
- l'aspect de l'urine : normalement elle doit être parfaitement limpide ;
- l'odeur de l'urine ;
- la couleur de l'urine : normalement jaune ambrée, elle peut être modifiée par la présence de constituants anormaux (sang), par l'absorption de médicaments ou de certains aliments.

11

Les organes des sens

La vue

1

L'être humain est doté de cinq sens : le tact (ou toucher), la vue (ou vision), l'audition, l'odorat (ou olfaction) et le goût.
Le sens du toucher ou tact ayant été étudié dans la partie 2, il ne reste à étudier que les quatre autres sens.
L'organe de la vision est l'œil. L'œil est situé dans la cavité orbitaire mais il est relié au cerveau par le nerf optique.

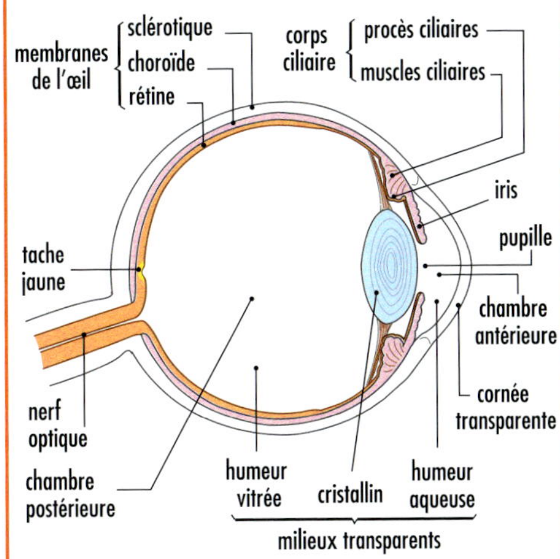

Fig. 87

Le globe oculaire

Le globe oculaire

Le **globe oculaire** a une forme sensiblement sphérique. Son diamètre est de 25 mm environ. Sa paroi est formée par trois enveloppes et il contient des milieux transparents (fig. 87).

Les enveloppes du globe oculaire

La paroi du globe oculaire est formée par trois couches qui sont, de la superficie à la profondeur :

➔ **la couche fibreuse**, épaisse. Elle est opaque sur les 4/6e postérieurs du globe et constitue la **sclérotique** ; elle est transparente sur le 1/6e antérieur du globe qui est plus saillant et plus convexe et constitue la **cornée** ;

➔ **la membrane vasculaire** ou **uvée.** Très riche en vaisseaux, c'est la membrane nourricière des autres enveloppes. La membrane vasculaire est formée en arrière par la **choroïde** qui tapisse la face profonde de la sclérotique et en avant par l'**iris** sorte de diaphragme coloré (c'est l'iris qui donne sa couleur à l'œil) percé d'un orifice central, la **pupille**. À la jonction de la choroïde et de l'iris la membrane vasculaire forme des replis appelés **corps ciliaires** qui sécrètent les liquides contenus à l'intérieur du globe oculaire ;

➔ **la membrane nerveuse** ou **rétine**. C'est la membrane sensible aux impulsions lumineuses. Sa constitution est complexe et comprend plusieurs catégories de cellules. Les cellules visuelles proprement dites sont de deux types : les **cellules à bâtonnet** adaptées à la vision crépusculaire et les **cellules à cône** adaptées à la vision des couleurs et à la vision fine. Les autres types de cellules sont des **cellules pigmentaires** qui ont un rôle de protection et de nutrition des cellules visuelles et des cellules nerveuses donnant naissance aux fibres du nerf optique. Deux zones de la rétine présentent des caractères particuliers :

• au pôle postérieur du globe, la **tache jaune** qui ne contient que des cellules à cône et où la vision est la plus nette ;

• au-dessous et en dedans de la tache jaune, se trouve la zone d'arrivée du nerf optique ; cette zone est dépourvue de toute cellule sensible et constitue la **zone aveugle** de la rétine.

Les milieux transparents de l'œil

➡ **Le cristallin** est une lentille située en arrière de l'iris ; le cristallin est élastique et ses courbures peuvent se modifier, ce qui permet l'accommodation pour la vision de près. Cette élasticité diminue avec l'âge.

➡ **L'humeur aqueuse** est un liquide incolore qui remplit l'espace compris entre la cornée et le cristallin ; cet espace est appelé **chambre antérieure** de l'œil.

➡ **Le corps vitré** est un liquide visqueux qui remplit le globe oculaire en arrière du cristallin.

Le nerf optique

Deuxième paire de nerfs crâniens, le **nerf optique** émerge de la partie postéro-inférieure du globe oculaire et pénètre dans le crâne où il s'entrecroise avec son homologue du côté opposé pour former le **chiasma optique** duquel partent les bandelettes optiques (fig. 88).

Les annexes du globe oculaire

L'orbite

L'**orbite** est une cavité creusée dans le massif facial, de part et d'autre du squelette du nez et qui contient le globe oculaire dont elle assure la protection. Son fond présente deux orifices qu'empruntent le nerf optique et les nerfs moteurs de l'œil.

Les muscles du globe oculaire (fig. 89)

Ils sont au nombre de 7 et ont pour rôle d'orienter le globe oculaire dans l'axe de la vision (pour les **muscles droit supérieur, droit inférieur, droit externe, droit interne, grand** et **petit obliques**) et de relever la paupière supérieure (pour le muscle **releveur de la paupière supérieure**). L'innervation de ces muscles est assurée par les 3e, 4e et 6e paires de nerfs crâniens : **nerf moteur oculaire externe** (muscle droit externe), **nerf pathétique** (muscle grand oblique), **nerf moteur oculaire commun** (tous les autres muscles).

Les enveloppes des muscles de l'œil

Tous les muscles de l'œil sont entourés par une gaine appelée **aponévrose de Tenon**.

Les paupières

Elles sont au nombre de deux et sont constituées par un squelette fibreux appelé **tarse des paupières**. Les paupières sont revêtues de peau très mince sur leur face superficielle et d'une muqueuse sur leur face profonde. Leur bord libre porte des **cils**. Deux muscles assurent leur mobilité : l'**orbiculaire des paupières** qui ferme l'orifice palpébral et le **releveur de la paupière supérieure** qui ouvre l'orifice palpéral en relevant la paupière.

L'appareil lacrymal

Il est constitué par une glande, la **glande lacrymale**, située dans l'orbite au-dessus et en dehors du globe oculaire et dont le rôle est de sécréter les **larmes** qui sont déversées par les canaux excréteurs de la glande à la surface de la conjonctive. Les larmes ont un rôle de protection et d'humidification de la cornée.

L'excédent des larmes de chaque œil se déverse par l'intermédiaire d'un canal, le **canal lacrymo-nasal**, dans la fosse nasale correspondante.

Les vaisseaux de l'œil

Ils sont représentés par l'**artère ophtalmique** née de la carotide interne à l'intérieur du crâne. La **veine ophtalmique** accompagne l'artère et se jette dans les lacs veineux de la base du crâne.

Il existe une subdivision de la rétine en deux parties :

- une partie temporale : la rétine temporale en regard de l'os temporal ;
- une partie nasale : la rétine nasale qui répond à la région du nez.

Les impressions visuelles qui proviennent du champ visuel temporal sont perçues et transmises par la rétine nasale.
En revanche, les impressions visuelles qui proviennent du champ visuel nasal sont perçues et transmises par la rétine temporale.

Ce sont les fibres de la rétine temporale qui, au niveau du chiasma optique, restent du même côté ; les fibres de la rétine nasale se croisent.

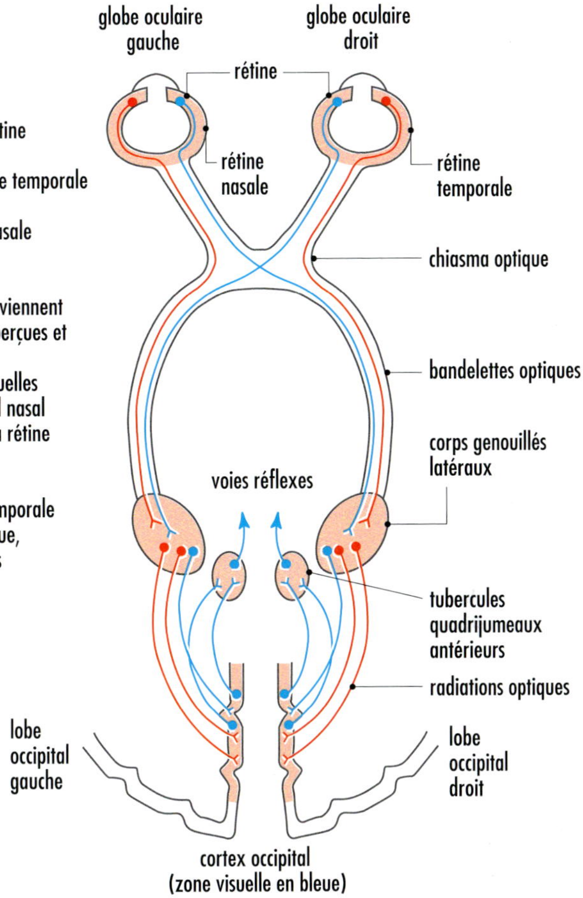

Fig. 88

Les voies optiques

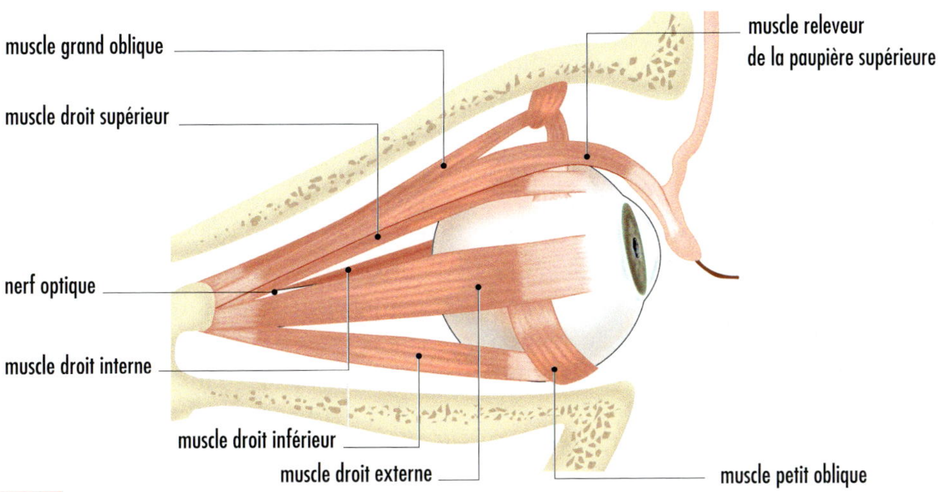

Fig. 89

Face externe de l'œil droit : muscles moteurs du globe oculaire

Les voies optiques

Les influx nerveux engendrés par la lumière au niveau de la rétine sont transmis au cerveau par une chaîne de trois cellules nerveuses qui relie chaque cellule de la rétine au lobe occipital du cerveau (fig. 88) :

- la première cellule est articulée avec les cellules visuelles d'une part et avec la deuxième cellule ;
- la deuxième cellule, dont le corps est situé au niveau de la rétine, s'articule avec la première cellule ; elle émet un axone qui entre dans la constitution du nerf optique et se termine dans une formation spéciale appelée **corps genouillé latéral** ;
- la troisième cellule fait relais avec la précédente et va du corps genouillé à l'écorce du lobe occipital du cerveau.

Du fait de l'entrecroisement des fibres des deux nerfs optiques, une partie de ces fibres va à l'écorce du lobe occipital du côté opposé à celui de l'œil dont elles sont issues.

Phénomènes physiques de la vision

L'œil ressemble à un appareil photographique dont les milieux transparents et notamment le cristallin seraient l'objectif et la rétine la plaque sensible.

Un objet placé à l'infini engendre, sans effort particulier, une image petite, réelle et renversée de cet objet ; cette image est placée exactement sur la rétine au niveau de la tache jaune (fig. 90).

Lorsque les objets se rapprochent, l'œil est obligé de faire un effort pour en donner une vision nette. Cet effort constitue l'**accommodation** ; il est réalisé par une augmentation des courbures du cristallin. Cet effort commence à se produire à partir d'une distance de 60 mètres environ ; cette distance constitue le **punctum remotum**. L'effort d'accommodation augmente au fur et à mesure du rapprochement des objets ; il est maximum pour une distance de 15 cm qui constitue le **punctum proximum** (fig. 90). Pour des distances inférieures, le pouvoir d'accommodation du cristallin est dépassé, l'image de l'objet reste floue. Le pouvoir d'accommodation diminue avec l'âge, entraînant la **presbytie**.

Phénomènes physiologiques de la vision

La perception lumineuse

La perception des images comporte plusieurs temps successifs :

➡ **la naissance des influx lumineux**. Ceux-ci naissent au niveau de la rétine par excitation des cellules visuelles. Ces dernières ont pour rôle d'enregistrer les excitations lumineuses et de les transformer en un message nerveux qui sera transmis au cerveau. L'enregistrement de l'excitation lumineuse est provoqué par la transformation chimique des colorants contenus dans les cellules visuelles déclenchée par la lumière. La formation du message nerveux succède à ce premier temps ; toutefois la production d'un influx nerveux n'a lieu que lorsque l'excitation lumineuse atteint une certaine intensité et une certaine durée. Lorsque l'intensité lumineuse est forte, la contraction de la pupille empêche une excitation trop brutale. Les impressions lumineuses persistent pendant un temps très court après l'excitation qui les a engendrées (1/50e de seconde) ; si l'intervalle entre deux excitations est inférieur à cette durée, l'impression ressentie est celle d'une seule excitation.

L'acuité visuelle mesure la finesse de la vision ; c'est la possibilité de distinguer deux points situés le plus près possible l'un de l'autre : normalement il est possible de distinguer deux points éloignés de 3 mm, à 10 mètres de distance ;

➡ **le cheminement des influx**. Ceux-ci suivent les fibres du nerf optique, des bande-

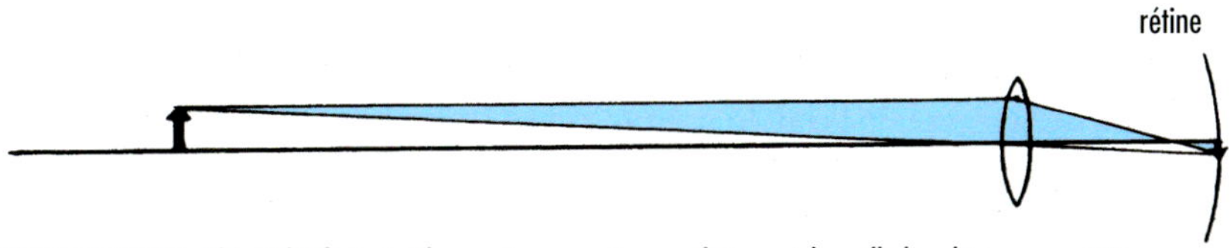

VISION NORMALE : Objet à l'infini, c'est le punctum remotum ou distance à laquelle les objets peuvent être vus sans effort d'accomodation. Image réelle et inversée sur la tache jaune de la rétine.

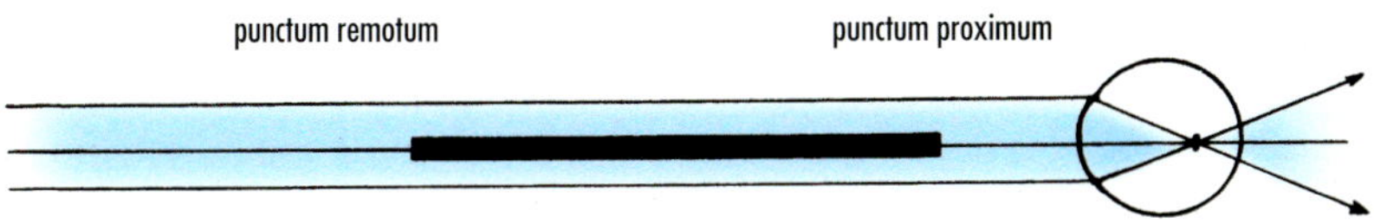

ŒIL MYOPE : L'image se forme en avant de la rétine. Les objets situés à l'infini ne peuvent jamais être perçus nets. Le myope ne peut voir nettement les objets que dans une zone proche de son œil (teintée en foncé).

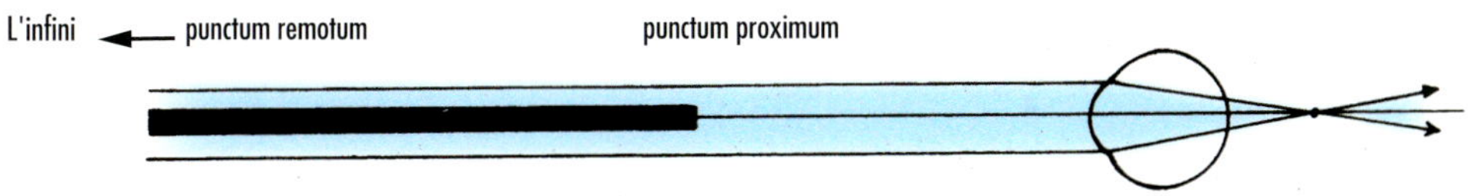

ŒIL HYPERMÉTROPE : L'image se forme en arrière de la rétine. Pour la ramener sur la rétine, l'hypermétrope est obligé d'éloigner les objets de ses yeux. Les objets à l'infini sont vus nettement. La zone de vision nette est teintée.

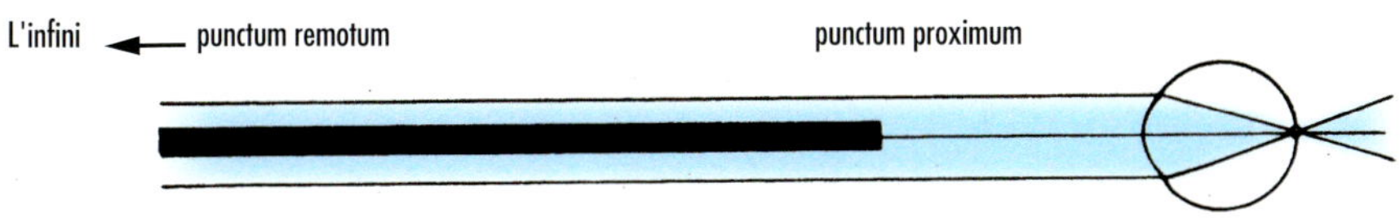

ŒIL NORMAL : L'image se forme sur la rétine. Grâce à l'accomodation, la vision est nette depuis l'infini jusqu'au punctum proximum situé environ à 15 cm de l'œil. La distance entre le punctum proximum et le punctum remotum constitue le parcours d'accomodation.

Fig. 90

Phénomènes physiologiques et anomalies de la vision

lettes optiques et aboutissent finalement au centre visuel situé au niveau du cortex du lobe occipital ; du fait de l'entrecroisement des fibres du nerf optique, chaque lobe occipital reçoit les influx lumineux venus de la moitié externe de la rétine de l'œil du même côté et de la moitié interne de la rétine de l'œil du côté opposé ;

➡ **l'interprétation cérébrale des influx.** Les influx sont interprétés par les cellules cérébrales qui en assurent la perception consciente. C'est cette interprétation qui permet une vision correcte, en particulier : la perception « redressée » des objets (les images formées sur la rétine sont inversées mais les objets sont vus droits), la vision binoculaire (superposition des images vues par les deux rétines ne donnant qu'une seule sensation), la sensation du relief, la notion de distance.

La vision des couleurs

Les cellules visuelles ont chacune un rôle bien défini : les **bâtonnets** assurent la vision par faible lumière, les **cônes** assurent la vision par lumière normale et la vision des couleurs.

Les **bâtonnets** contiennent un colorant ou pigment sensible à la lumière bleu-vert. Dans la semi-obscurité, les bâtonnets sont seuls à fonctionner et leur sensibilité univoque explique qu'il soit impossible de différencier les couleurs.

Les **cônes** sont de trois types différents selon la nature du pigment qu'ils contiennent. On distingue ainsi les cônes sensibles au bleu, les cônes sensibles au vert et les cônes sensibles au rouge. La perception des couleurs par la rétine résulte de l'excitation à des degrés divers des différents types de cônes, le mélange des excitations et leurs intensités différentes assurant ainsi la reconstitution des couleurs ; pour la lumière blanche, les trois types de cônes réagissent et envoient des influx.

L'œil s'adapte à l'intensité lumineuse qu'il reçoit en réglant l'ouverture de la pupille : celle-ci est d'autant plus contractée que la lumière est plus intense. Enfin l'exposition prolongée de l'œil à une lumière blanche vive ou à une couleur vivement éclairée entraîne la fatigue des cônes correspondants et peut alors être responsable d'erreurs de perception des couleurs lors de changements d'éclairage.

2 L'audition

L'organe de l'audition est l'oreille. Celle-ci assure également l'équilibration que nous étudierons.
L'oreille est un organe pair et symétrique occupant les cavités creusées dans l'épaisseur de l'os temporal et plus particulièrement dans sa partie appelée rocher.

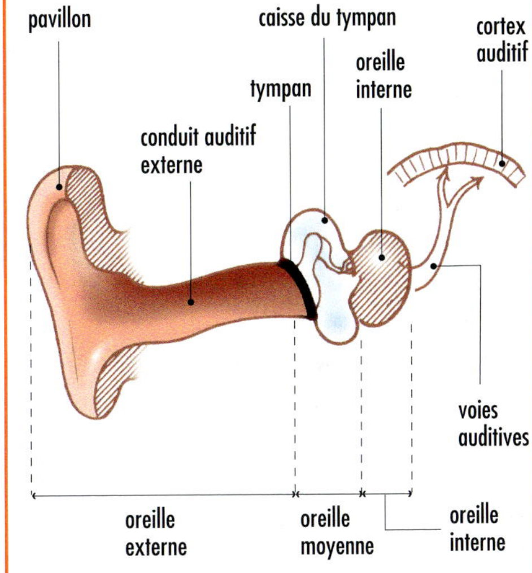

Fig. 91
Schéma d'ensemble des 3 parties de l'oreille (coupe verticale transversale)

Anatomie de l'oreille

L'oreille comprend trois parties : l'**oreille externe**, l'**oreille moyenne** et l'**oreille interne** (fig. 91 et 92).

L'oreille externe

Elle comprend deux parties :

➔ **le pavillon de l'oreille** : situé sur la face latérale du crâne, le pavillon est formé par

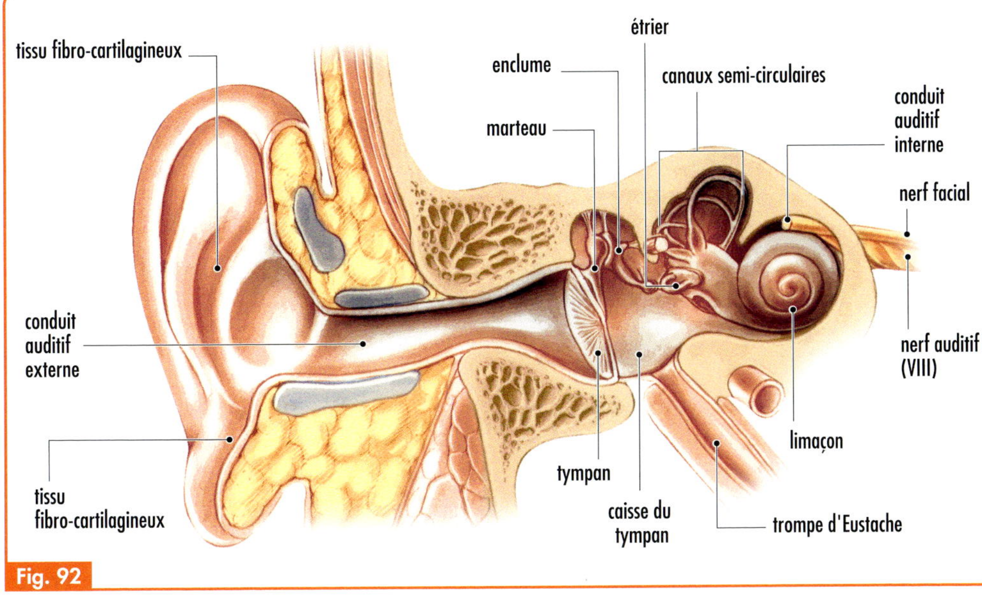

Fig. 92
Coupe frontale de l'oreille

un cartilage enroulé sur lui-même, en cornet, recouvert de peau sur ses deux faces (fig. 93) ;

le conduit auditif externe : c'est un canal de 3 cm de long environ, creusé dans l'épaisseur de l'os temporal, s'ouvrant au niveau du pavillon et dont le fond est fermé par la membrane du tympan. Le canal est tapissé de peau et les glandes annexées à celle-ci sécrètent une matière cireuse spéciale appelée **cérumen**.

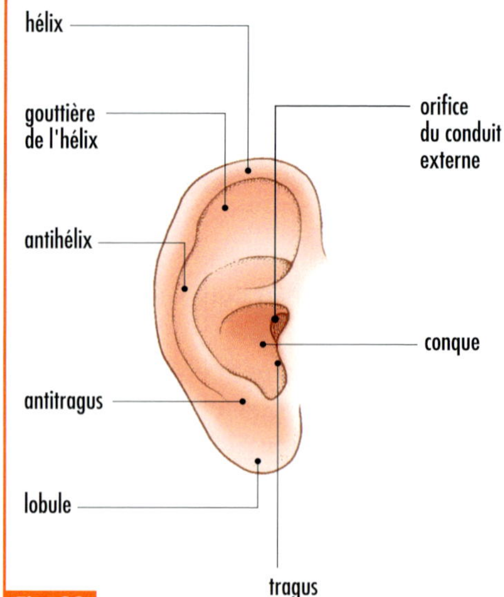

Fig. 93
Pavillon de l'oreille

L'oreille moyenne

Elle est creusée dans l'épaisseur du rocher et comporte trois parties : la **caisse du tympan**, les **cavités mastoïdiennes** et la **trompe d'Eustache** (fig. 92) :

la caisse du tympan est une cavité creusée dans l'os temporal dont la paroi externe est formée par le **tympan**, dont la paroi interne présente deux orifices (la **fenêtre ronde** et la **fenêtre ovale**) qui communiquent avec l'oreille interne, dont la paroi postérieure présente l'orifice des cellules mastoïdiennes et la paroi antérieure, l'orifice de la trompe d'Eustache. La caisse du tympan contient trois petits os ou **osselets**, articulés entre eux en formant une chaîne allant du tympan à la fenêtre ovale. Ces trois os sont : le **marteau**, l'**enclume** et l'**étrier** (fig. 94) ;

les cavités mastoïdiennes sont des cavités aériennes creusées dans l'épaisseur du temporal en arrière de la caisse du tympan avec laquelle elles communiquent ;

la trompe d'Eustache est un canal long de 4 cm qui fait communiquer la caisse du tympan en arrière avec le pharynx en avant.

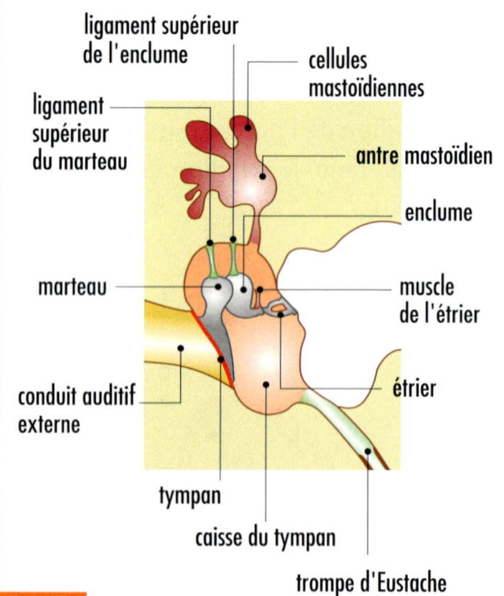

Fig. 94
Les osselets de la caisse du tympan

L'oreille interne

L'oreille interne comporte trois parties : le **labyrinthe membraneux**, le **labyrinthe osseux** et le **conduit auditif interne**.

Le labyrinthe membraneux est constitué par un ensemble de petits sacs à parois minces. Ces petits sacs communiquent entre eux ; ils sont au nombre de trois : l'**utricule** (sur lequel sont implantés trois **canaux semi-circulaires** orientés dans les trois plans de l'espace), le **saccule** et le **limaçon** enroulé en spirale à la façon d'un escargot. Ces trois sacs contiennent un liquide appelé **endolymphe**.

Le labyrinthe osseux est formé par des cavités creusées dans le rocher et dont la forme épouse celle des constituants du labyrinthe membraneux : le **vestibule** contient l'utricule et le saccule, les **canaux semi-circulaires osseux** contiennent les canaux membraneux du même nom, le **limaçon osseux** contient le limaçon membraneux. Entre le labyrinthe osseux et le labyrinthe membraneux se trouve un liquide appelé **périlymphe**.

Le conduit auditif interne est le canal creusé dans le rocher et qui s'ouvre à la base du crâne. Il livre passage à quatre nerfs : **nerf facial**, **nerf de Wrisberg**, **nerf cochléaire**, **nerf vestibulaire**.

Physiologie de l'oreille

L'oreille assure deux fonctions : l'**audition** et l'**équilibration**.

L'audition

Les différentes parties constitutives de l'oreille jouent chacune leur rôle dans le phénomène de l'audition :

l'oreille externe : le pavillon a pour rôle de capter les sons et de les diriger en profondeur vers le tympan qui se met alors à vibrer ;

l'oreille moyenne a pour rôle de transmettre à l'oreille interne les sons recueillis par l'oreille externe. Les vibrations du tympan, déclenchées par les sons, sont transmises par la chaîne des osselets jusqu'à la fenêtre ovale ; elles sont, au cours de cette transmission, considérablement amplifiées. Les vibrations du tympan s'accordent avec la hauteur des sons. Le tympan ne peut vibrer correctement que si la pression aérienne est la même sur ses deux faces ; cette égalité est réalisée par le fonctionnement de la trompe d'Eustache qui s'ouvre au cours des mouvements de déglutition ;

l'oreille interne : c'est à son niveau que s'effectue la perception des sons. C'est en effet sur la paroi inférieure du limaçon membraneux que se trouve l'organe de la perception auditive appelé **organe de Corti**. Les vibrations sonores sont transmises par la chaîne des osselets à la fenêtre ovale provoquant ainsi l'ébranlement de la périlymphe. Les vibrations de ce liquide ébranlent la paroi inférieure du limaçon membraneux provoquant ainsi l'excitation des cellules auditives et la naissance de l'influx auditif. Plus un son est intense et plus le nombre de cellules excitées est grand ; la hauteur du son excite des zones différentes du limaçon ;

les voies auditives : les cellules sensorielles auditives sont en contact avec des cellules nerveuses qui forment le **nerf cochléaire**, branche auditive de la huitième paire crânienne. Le nerf cochléaire parcourt le conduit auditif interne et pénètre dans le bulbe rachidien. Les fibres nerveuses après plusieurs relais aboutissent à la première circonvolution temporale du cerveau ; chaque oreille envoie des messages sensitifs aux deux hémisphères cérébraux et chacun d'eux reçoit des messages des deux oreilles.

L'équilibration

L'équilibration est assurée par certaines parties de l'oreille interne.

Le sens des attitudes prises par la tête. Les **otolithes** sont de petites pierres se trouvant dans le liquide contenu dans l'utricule et le saccule.
Si l'attitude de la tête se modifie, les otolithes se déplacent, mettant en jeu les cellules sensorielles qui vont alerter le cerveau (perception consciente) et le cervelet (perception inconsciente) sur la position de la tête, par l'intermédiaire du nerf vestibulaire.

La sensation de vitesse. Les canaux semi-circulaires permettent de percevoir l'accélération ou le ralentissement d'un mouvement et d'en préciser le sens. En effet lorsque notre corps subit brutalement un mouvement vers l'avant, les liquides de l'oreille interne se déplacent vers l'arrière et viennent frotter contre les **crêtes ampullaires** de l'oreille interne. Le cerveau et le cervelet sont alors alertés.

L'ensemble de cet appareil sensoriel nous renseigne sur la position de la tête lorsqu'elle est immobile ou lors de ses mouvements. Les renseignements fournis par cet appareil sont coordonnés avec ceux fournis par l'appareil de la vision et par les récepteurs situés au niveau des muscles.

Tous ces renseignements sont synthétisés au niveau du cerveau et du cervelet, assurant ainsi le maintien inconscient et automatique de notre équilibre.

Le goût ou gustation

3

Le sens du goût nous renseigne sur la nature et les propriétés des aliments.
Le siège du goût est situé au niveau de la langue et plus précisément au niveau de la muqueuse linguale.

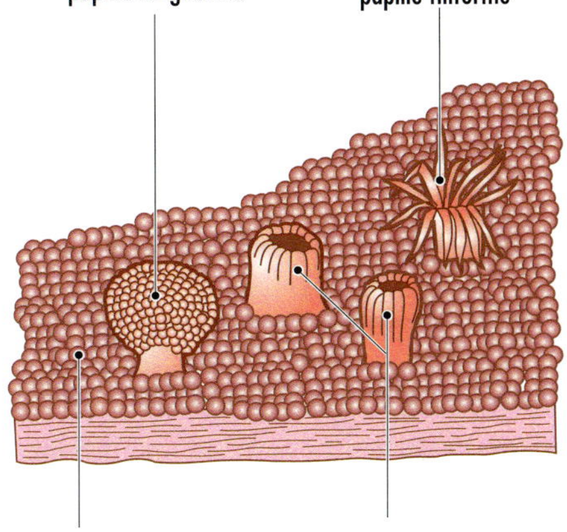

Fig. 95
Les papilles linguales

Étude anatomique

La muqueuse linguale

Elle est l'unique partie vraiment gustative de l'organe. Mince à la face inférieure de la langue, la muqueuse est très épaisse sur la face dorsale. Elle est hérissée de saillies nombreuses appelées **papilles** dont on distingue plusieurs types (fig. 95) :

- **les papilles caliciformes** sont les plus volumineuses et elles dessinent sur la partie postérieure de la langue un V ouvert en avant, le **V lingual** (fig. 72) ;
- **les papilles fongiformes**, plus nombreuses, sont situées en avant du V lingual, le long des bords de la langue.

Seules ces deux catégories de papilles ont un rôle de perception gustative ; les autres types de papilles (**filiformes, hémisphériques, foliées**) n'ont qu'un rôle de perception tactile.

Les organes de la perception gustative sont les **bourgeons du goût** situés dans les sillons qui entourent les papilles (fig. 96). Les bourgeons du goût sont de petites cavités s'ouvrant au niveau de la muqueuse linguale par un orifice, le **pore gustatif**, et contenant les cellules sensorielles, origines de la sensation gustative.

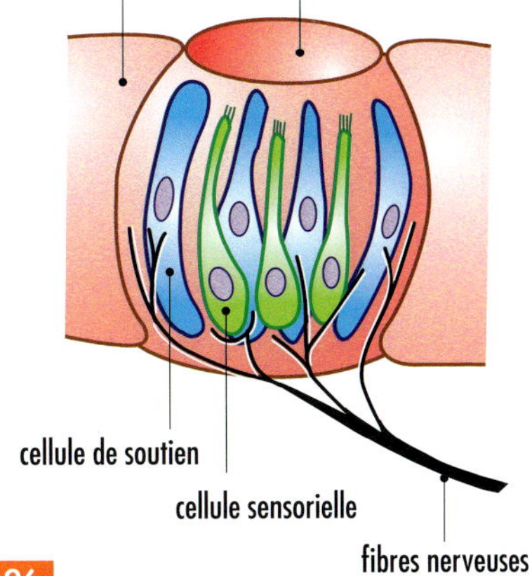

Fig. 96
Structure d'un bourgeon du goût

Les voies gustatives

Les fibres des cellules nerveuses en contact avec les bourgeons du goût empruntent les trajets du **nerf lingual** (septième paire de nerfs crâniens) pour les papilles des 2/3 antérieurs de la langue, du **nerf glosso-pharyngien** (neuvième paire de nerfs crâniens) pour

les papilles du V lingual et de la zone immédiatement adjacente, du **nerf pneumogastrique** (dixième paire de nerfs crâniens) pour les papilles du pharynx.
Ces fibres nerveuses se terminent au niveau du bulbe rachidien mais des fibres de relais transportent les influx jusqu'à la circonvolution pariétale du cerveau.
À côté des voies purement gustatives, signalons que les sensations tactiles empruntent le trajet du **nerf trijumeau** (cinquième paire de nerfs crâniens).

Physiologie du goût

Les saveurs gustatives

Lorsqu'on parle du « goût » d'un aliment, on englobe en fait dans ce terme plusieurs sensations :

- la **saveur gustative** ou goût proprement dit ;
- l'**olfaction gustative** ou analyse par l'intermédiaire des fosses nasales de l'odeur d'un aliment (fumet d'une viande, bouquet d'un vin, etc.) ;
- la **sensation thermique** (aliments chauds ou froids) ;
- la **sensation tactile** (consistance des aliments).

Toutes ces sensations s'additionnent pour aboutir au complexe final qu'est le goût.
Pour les saveurs gustatives proprement dites, le sens du goût est assez limité et ne permet de distinguer que quatre saveurs fondamentales : le **salé**, le **sucré**, l'**amer**, l'**acide** ; les autres saveurs peuvent être reproduites par la combinaison de ces saveurs fondamentales : par exemple, **salé** + **sucré** = **fade**, etc. L'éventail des sensations gustatives est donc assez pauvre en réalité.

Topographie des quatre saveurs

Chacune des saveurs fondamentales est perçue au niveau d'une zone qui lui est propre :

- les papilles du V lingual sont uniquement sensibles à l'amer ;
- les bords de la langue sont sensibles au salé, au sucré et à l'acide ;
- les lèvres et les gencives sont sensibles à l'acide ;
- le dos de la langue en avant du V lingual présente des territoires complètement insensibles soit à l'une des quatre saveurs, soit même, dans une zone, à toutes les quatre (fig. 97) ;

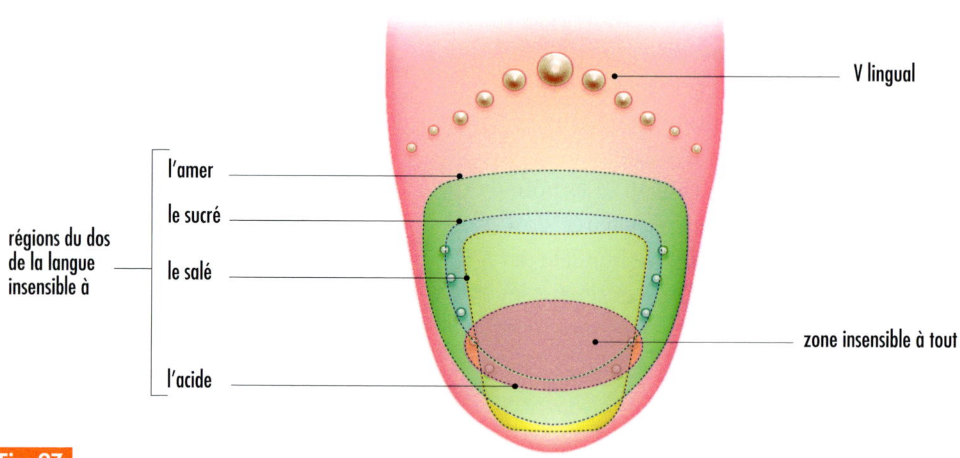

Fig. 97
Topographie des 4 saveurs au niveau de la langue

• la face inférieure de la langue n'est sensible à rien.

Mécanisme de l'excitation des bourgeons du goût

Les substances qui excitent les bourgeons du goût sont appelés **substances sapides**. Ce sont des substances liquides ou dissoutes dans le milieu liquide de la bouche. L'excitation des cellules sensorielles est provoquée par la combinaison chimique de la substance sapide avec une protéine spécifique contenue dans les cellules sensorielles. Il existe une protéine spécifique pour chacune des saveurs fondamentales. Chaque cellule sensorielle contient une protéine spécifique et réagit donc électivement à une saveur.

Les cellules gustatives peuvent aussi être excitées par voie sanguine car certains produits injectés par voie intraveineuse produisent une sensation de goût.

Conditions influençant la perception des saveurs gustatives

➡ **La température** optimum de gustation se situe entre 20 et 30 °C. Les températures élevées renforcent les goûts acides et sucrés, les basses les goûts salés et amers.

➡ **La concentration** de substance sapide augmente l'intensité de l'excitation ; il existe un seuil de concentration au-dessous duquel il n'y a pas de perception.

➡ **L'étendue** de la surface excitée influence la qualité de la perception : les mouvements de la langue, l'étalement du liquide améliorent la dégustation.

➡ **Le temps de contact** intervient également car le mécanisme de perception étant une combinaison chimique est relativement lent.

4 L'odorat

Le sens de l'odorat nous renseigne sur la qualité des différentes odeurs. Il a son siège au niveau des fosses nasales dont la muqueuse est le point de départ des sensations olfactives.
Chez l'homme, le sens de l'odorat est en régression alors qu'il est très développé chez les autres mammifères.

Étude anatomique

La muqueuse olfactive

Les fosses nasales sont tapissées par une muqueuse spéciale appelée **muqueuse pituitaire**. Une petite partie seulement de cette muqueuse a un rôle olfactif, c'est la **muqueuse olfactive** proprement dite, le restant de la muqueuse étant une **muqueuse respiratoire** (fig. 98).
La muqueuse olfactive occupe une zone appelée **fossette olfactive** située au niveau de la paroi supérieure de chacune des fosses nasales et sur la partie voisine des faces externe et interne de celles-ci. Les cellules sensorielles sont situées au centre de cette fossette olfactive. Cette dernière communique avec le reste de chaque fosse nasale par une fente étroite comprise entre le cornet moyen et la paroi interne de la fosse nasale.
Les **cellules sensorielles** de la muqueuse sont en réalité des cellules nerveuses dont le prolongement axonique constitue les fibres du **nerf olfactif**.

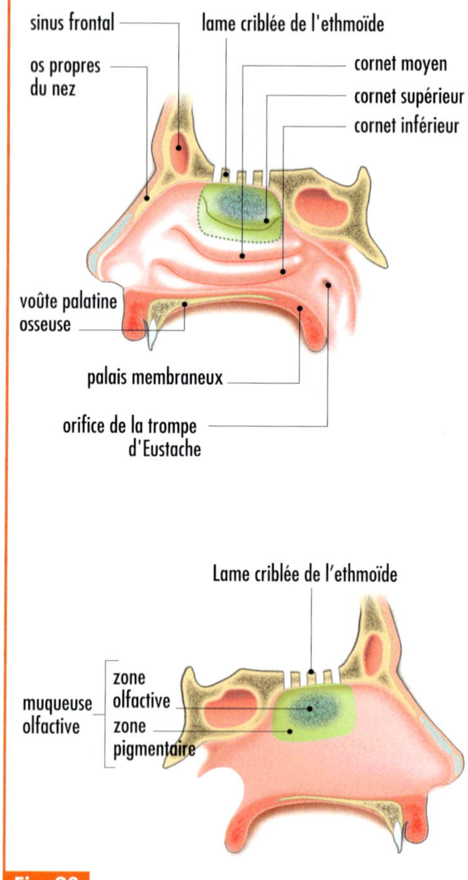

Fig. 98
Fosses nasales : paroi externe et muqueuse

Les voies olfactives et les centres olfactifs

Les cellules olfactives donnent naissance aux fibres du **nerf olfactif**. Celui-ci (première paire de nerfs crâniens) est en réalité constitué de nombreux filets nerveux qui traversent l'étage antérieur de la base du crâne et viennent se terminer au niveau d'un renflement appelé **bulbe olfactif**.
De là, les fibres nerveuses font relais et viennent se terminer au niveau de l'écorce de la partie antérieure de la 5e circonvolution temporale et du lobe calleux.

Physiologie

Les corps odorants

Seuls les **corps volatils** ont une odeur. Celle-ci accompagne dans l'air les particules matérielles. Il existe une gamme très étendue d'odeurs et l'on distingue :
- les **odeurs éthérées** : vin, chloroforme ;
- les **odeurs aromatiques** : camphre, menthol ;
- les **odeurs balsamiques** : violette, vanille ;
- les **odeurs ambrosiaques** : ambre, musc ;
- les **odeurs alliacées** : ail, chlore ;
- les **odeurs empyreumatiques** : benzol, goudron ;
- les **odeurs hirciniennes** : sueur ;
- les **odeurs repoussantes** : opium ;
- les **odeurs nauséeuses** : putréfaction.

Les conditions de perception

Pour être perçues, les odeurs doivent parvenir jusque dans la fossette olfactive.

Habituellement, l'arrivée des substances odorantes se fait par la narine en suivant le flux de l'air inspiré. La fossette olfactive est distante du courant inspiratoire normal mais les molécules odorantes l'atteignent par un phénomène de diffusion. L'action de flairer accroît cette diffusion.

Mais l'arrivée des substances odorantes peut suivre le flux de l'air expiratoire à partir du pharynx, notamment lors de la mastication et de la déglutition des aliments : c'est l'**olfaction gustative** qui vient compléter les données purement gustatives.

Le mécanisme de la stimulation olfactive

Il fait appel soit à une excitation mécanique par les molécules odorantes des cils dont sont pourvues les cellules sensorielles (cils olfactifs), soit à une combinaison chimique de ces molécules avec le mucus qui recouvre la muqueuse olfactive.

Conditions influençant l'olfaction

- Il existe un seuil de concentration minimum de substance odorante au-dessous duquel il n'y a pas de perception ; toutefois les cellules peuvent réagir à des quantités très faibles de substance odorante (quelques molécules). La concentration minimum dépend aussi de la durée d'action de la substance, de la circulation aérienne à l'intérieur des fosses nasales.
- Le processus d'olfaction est relativement long comme toute combinaison chimique, ce qui souligne l'importance de la durée d'action.
- Il faut signaler que l'appareil olfactif se fatigue assez vite.
- Il existe des réflexes à point de départ olfactif : inhibition de la respiration par les odeurs nauséabondes, nausées ou au contraire excitation des sécrétions digestives par les odeurs.

12

L'appareil génital

1 Généralités

On donne le nom d'appareil génital à l'ensemble des organes chargés des fonctions de reproduction.

Le développement de l'être humain s'effectue par division successive d'une cellule unique appelée œuf. L'œuf résulte lui-même de la fusion de deux cellules sexuelles appelées gamètes : un gamète mâle ou spermatozoïde, venu du père, et un gamète femelle ou ovule venu de la mère ; chacun d'eux apporte une partie du patrimoine génétique de chaque procréateur.

L'œuf humain, pratiquement dépourvu de réserves, effectue son développement dans l'organisme maternel qui assure sa subsistance pendant la durée de la gestation. Après la naissance, l'enfant continue un certain temps son parasitisme du fait de la lactation.

L'étude de l'appareil génital comporte donc celle des organes formateurs des gamètes, des voies qu'ils suivent, des organes de la gestation et de la lactation.

Notes

2 L'appareil génital de l'homme

L'appareil génital masculin comprend (fig. 99) :

• les glandes élaborant les gamètes : ce sont les testicules ;

• une succession de conduits qui amènent les spermatozoïdes à l'extérieur : épididyme, canal déférent, canal éjaculateur, urètre ;

• des réservoirs emmagasinant le liquide séminal : les vésicules séminales.

Les testicules

Généralités

Ce sont deux glandes ovoïdes, aplaties transversalement, longues de 5 cm, larges de 3 cm, pesant en moyenne 20 g. Leur surface est lisse, leur coloration blanchâtre, leur sensibilité est grande.

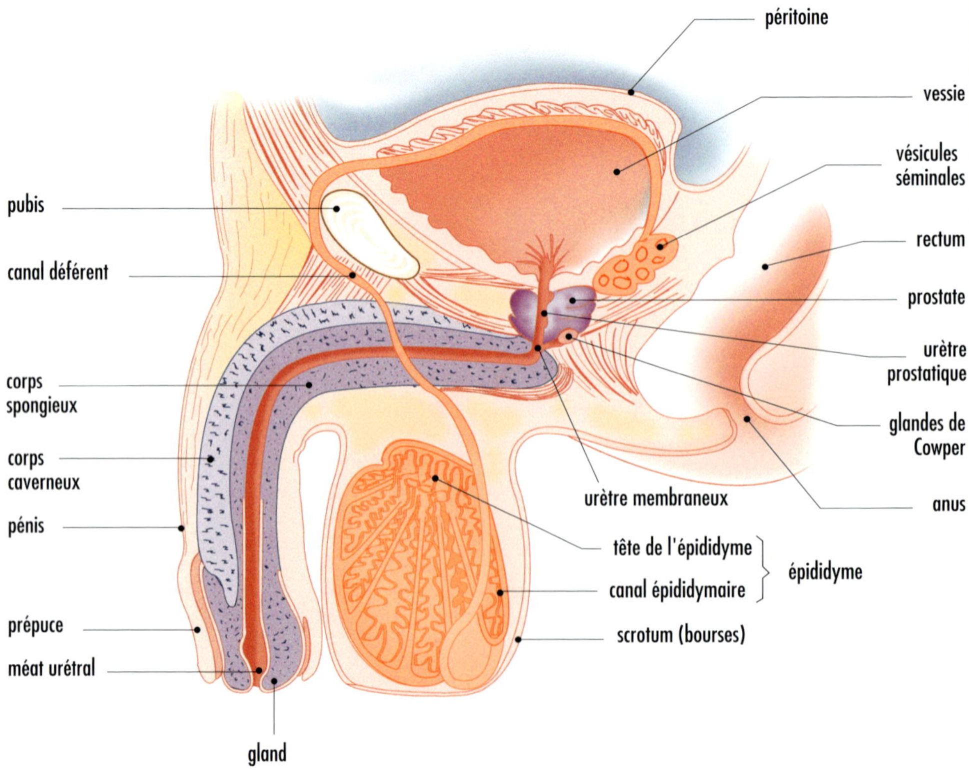

Fig. 99

L'appareil génital masculin

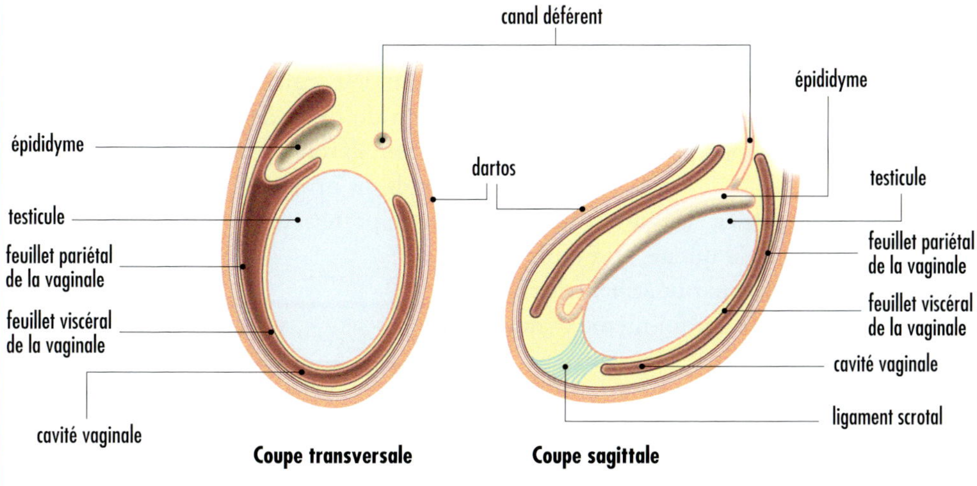

Fig. 100

Les enveloppes du testicule

Situation

Les deux testicules sont situés à la racine des cuisses. Ils sont contenus dans une série d'enveloppes dont l'ensemble constitue les bourses ou **scrotum** (fig. 100).

Ces enveloppes sont :

- la peau ;
- une membrane fibreuse appelée **dartos** présentant une cloison médiane séparant le côté droit du côté gauche ;
- une séreuse appelée **vaginale** qui comporte deux feuillets, un appliqué contre le dartos, un appliqué sur le testicule. Entre les deux feuillets se trouve une cavité virtuelle, la **cavité vaginale**.

Structure (fig. 101)

Chaque testicule comporte une enveloppe fibreuse appelée **albuginée** de laquelle partent des cloisons qui limitent un très grand nombre de **lobules testiculaires** (de 300 à 500).

Chaque lobule est formé par le groupement de canaux, les **canaux** ou **tubes séminipares** à l'intérieur desquels s'effectue la maturation des cellules de la lignée génitale et la formation des spermatozoïdes.

Entre les tubes séminipares se trouvent les cellules qui élaborent les hormones sexuelles mâles **(cellules de Leydig)**.

Les tubes séminipares confluent en tube excréteurs de plus en plus volumineux : les **tubes droits** puis le **rete testis**, enfin les **cônes efférents** ; ces derniers se jettent dans l'épididyme.

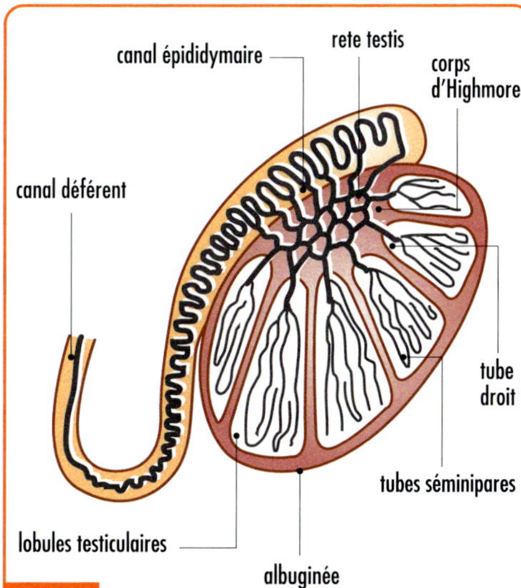

Fig. 101

Structure du testicule

L'épididyme

C'est un organe long de 6 cm environ appliqué le long du bord postéro-supérieur du testicule. Il est enveloppé par la vaginale et l'albuginée.
Il comprend trois parties : la **tête**, renflée, le **corps**, plus mince et la **queue**, très effilée. L'épididyme est formé par un canal très fin et très long, pelotonné sur lui-même et qui reçoit les cônes efférents.

Le canal déférent

C'est un canal long de 45 cm environ, de 2 mm de diamètre, cylindrique, ayant la consistance d'une corde à fouet.
Il fait suite à la queue de l'épididyme. Il chemine d'abord dans la bourse puis remonte vers la région inguinale, accompagnant les vaisseaux et nerfs destinés aux testicules : l'ensemble des vaisseaux, des nerfs et du canal déférent constitue le **cordon spermatique**. Le canal déférent traverse ensuite la paroi abdominale et pénètre dans le petit bassin. Il longe la face latérale de la vessie et gagne la base de la prostate. Il se termine à ce niveau en se dilatant en ampoule, l'**ampoule déférentielle** et en s'unissant à la vésicule séminale correspondante. Cette ampoule sert de réservoir pour les spermatozoïdes (fig. 99).

Les vésicules séminales

Ce sont deux réservoirs situés en arrière et au-dessus de la prostate, longs de 5 cm environ et branchés sur la terminaison du canal déférent (fig. 99).
Les vésicules séminales sécrètent et contiennent un liquide, le **liquide séminal**, qui dilue la bouillie des spermatozoïdes en réserve dans l'ampoule déférentielle.

Les canaux éjaculateurs

Ce sont deux canaux très courts formés par l'union du canal déférent et de la vésicule séminale. Ils sont inclus en entier dans l'épaisseur de la prostate. Ils s'abouchent dans l'urètre postérieur.

L'urètre

Nous l'avons déjà décrit à propos de l'appareil urinaire (partie 10). Il assure une double fonction, urinaire et génitale, puisqu'il est le véhicule de l'urine et du liquide spermatique. Ces deux fonctions ne peuvent s'exercer en même temps du fait de la contraction du sphincter urétral qui fait obstacle à la miction au cours de l'érection (fig. 102).

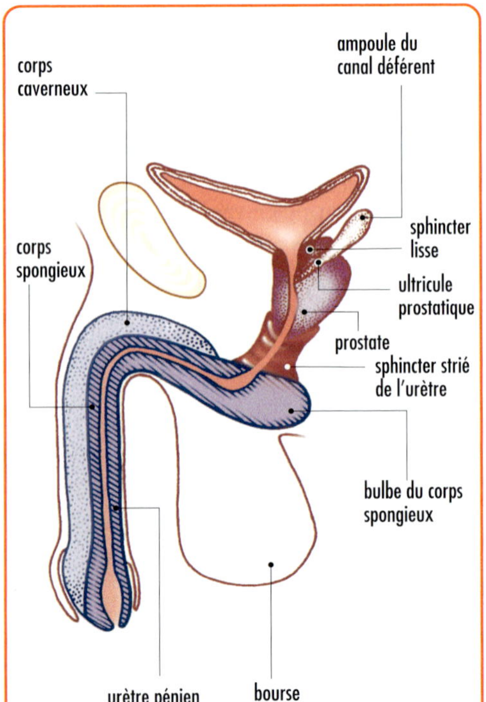

Fig. 102
La verge

La prostate

C'est une glande qui entoure la partie initiale de l'urètre masculin. Elle est située au-dessous de la vessie. Elle est traversée par l'urètre et les canaux éjaculateurs. Elle est constituée par une série de petits culs-de-sac glandulaires qui élaborent un liquide de dilution pour les spermatozoïdes (fig. 102).

L'appareil de l'érection

Il est formé par des organes érectiles dont la juxtaposition constitue la verge (fig. 102).

Les organes érectiles

Ils sont au nombre de trois :

➔ **les corps caverneux :** ils sont au nombre de deux, un droit, un gauche et sont fixés chacun par leur extrémité postérieure sur le bord inférieur de l'os iliaque correspondant. Leurs extrémités antérieures sont accolées jusqu'à l'extrémité antérieure de la verge ;

➔ **le corps spongieux** est unique et médian. Il entoure l'urètre antérieur sur toute sa longueur et s'accole aux deux corps caverneux, se logeant dans la gouttière à concavité inférieure que forme l'union de ceux-ci.

Les organes érectiles sont formés de lacs sanguins dilatés, plus ou moins gorgés de sang et entourés par une albuginée d'où émanent des cloisons qui limitent les lacs sanguins.

Les muscles annexés aux organes érectiles

Ce sont des muscles qui entourent la partie postérieure des organes érectiles. Leur contraction chasse le sang de la partie postérieure des organes érectiles vers la partie antérieure, déterminant ainsi l'**érection**.

La verge (fig. 102)

La verge ou **pénis** est l'organe de la copulation chez l'homme. Elle est située au-dessus des bouses. À l'état flasque, la verge a la forme d'un cylindre aplati d'avant en arrière et pend en avant des bourses. À l'état d'érection, elle se relève au-devant de l'abdomen, augmente de volume et devient rigide.

La verge se termine à son extrémité antérieure par une portion renflée, le **gland**, à l'extrémité duquel s'ouvre l'urètre. Le gland est entouré par un repli cutané, le **prépuce**.

La verge est constituée par l'accolement de la partie antérieure des trois corps érectiles.

Le périnée de l'homme

On donne le nom de **périnée** à l'ensemble des parties molles qui ferment vers le bas le petit bassin. Le périnée est limité : en avant et latéralement par le bord inférieur des deux os iliaques, en arrière par le coccyx.

Le périnée est constitué par des muscles et des **aponévroses**. Les muscles sont disposés en trois couches (superficielle, moyenne et profonde) et chacune d'elles est tapissée par un feuillet qui la recouvre, ou aponévrose ; il existe ainsi trois aponévroses : **superficielle**, **moyenne** et **profonde**.

Le périnée est traversé par les organes génito-urinaires et le canal anal (partie terminale du tube digestif). On lui distingue ainsi deux parties :

- une partie antérieure ou **périnée uro-génital** traversé par l'urètre et contenant la partie postérieure des corps érectiles ;
- une partie postérieure ou **périnée anal** traversé par le canal anal.

3 L'appareil génital de la femme

L'appareil génital féminin est constitué par (fig. 103) :

- les glandes élaborant les gamètes : ce sont les ovaires ;
- deux conduits amenant ces gamètes jusqu'à l'organe de la nidation : ce sont les trompes utérines ;
- l'organe de la nidation et de la gestation ou utérus ;
- les organes de la copulation : vagin et vulve.

On rattache habituellement à l'appareil génital, les organes de la lactation ou glandes mammaires.

Les ovaires

Ce sont deux glandes paires et symétriques mesurant environ 3 cm de haut, 2 cm de large, 1 cm d'épaisseur, de consistance ferme, de couleur blanc rosé. Elles sont situées dans le petit bassin, contre sa paroi latérale, de part et d'autre et à distance de l'utérus. Les ovaires sont reliés à la paroi lombaire par un ligament, le **ligament lombo-ovarien** qui contient les vaisseaux ovariens.

L'ovaire est constitué par (fig. 104) :

- **une enveloppe** appelée épithélium ovarien ;
- **une zone centrale** qui contient les cellules sexuelles et où celles-ci vont effectuer leur développement. L'ovaire contient de 200 000 à 300 000 cellules sexuelles ou **ovocytes** mais seul un petit nombre d'entre elles parviendra à maturité : 200 à 300 environ et elles portent alors le nom d'**ovule**. Chacune des cellules sexuelles est entourée

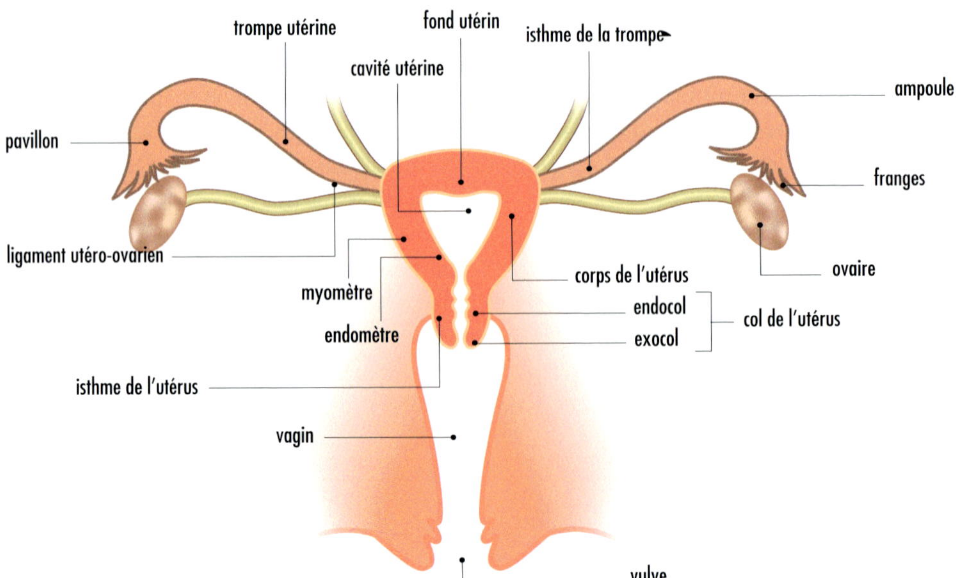

Fig. 103

L'appareil génital féminin

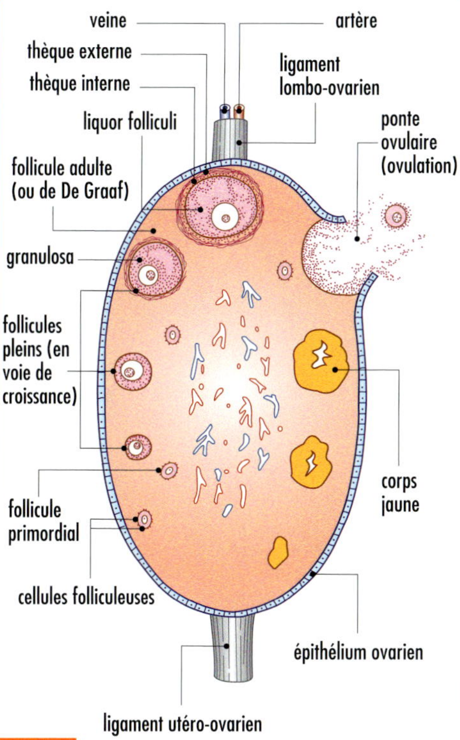

Fig. 104

Structure histologique de l'ovaire

de cellules nourricières appelées **cellules folliculeuses** et l'ensemble de l'ovocyte et des cellules folliculeuses constitue un **follicule**. Il existe trois types de follicules :

- **les follicules primordiaux**, les plus nombreux, formés par les ovocytes qui ne parviendront jamais à maturité ;
- **les follicules pleins**, en voie de croissance, formés par les cellules qui parviendront à maturité ;
- **le follicule adulte ou follicule de De Graaf :** il n'en existe qu'un seul à ce stade car un seul ovocyte parvient à maturité au cours de chaque cycle menstruel. L'ovocyte est entouré de plusieurs couches de cellules et de liquide riche en hormone (la **folliculine**). Lorsque l'ovocyte est parvenu à maturité se produit le phénomène de l'**ovulation** : le follicule se rompt et libère l'ovule (**ponte ovulaire**) qui va gagner la trompe utérine.

Les trompes

Les trompes utérines ou **trompes de Fallope** sont deux conduits qui s'étendent de la surface de l'ovaire aux angles latéraux de l'utérus. Leur longueur est de 10 à 14 cm. Chaque trompe présente quatre parties :

- **le pavillon**, partie externe élargie et frangée, largement étalée sur l'ovaire ;
- **l'ampoule**, fait suite au pavillon ;
- **l'isthme**, légèrement rétréci ;
- **la partie interstitielle**, zone où la trompe traverse l'épaisseur de l'utérus.

La trompe est l'organe qui assure le transport de l'ovule depuis l'ovaire jusqu'à l'utérus. C'est à son niveau que s'effectue la fécondation de l'ovule par le spermatozoïde.

L'utérus

C'est l'organe destiné à contenir l'œuf fécondé et à assurer le développement du fœtus puis à l'expulser quand il est arrivé à son complet développement.

L'utérus est situé dans le petit bassin entre la vessie en avant et le rectum en arrière. Au cours de la grossesse, l'utérus occupe la cavité abdominale.

On distingue à l'utérus trois parties :

- **le corps**, partie supérieure la plus volumineuse ;
- **l'isthme**, portion intermédiaire rétrécie ;
- **le col**, partie cylindrique étroite qui s'ouvre dans le vagin.

Normalement, l'utérus est incliné vers l'avant **(antéversion)** et l'axe du corps utérin fait un angle avec celui du col **(antéflexion)**.

L'utérus est maintenu en place par : les **ligaments ronds** (qui le fixent à la paroi antérieure de l'abdomen), les **ligaments utéro-sacrés** (qui le fixent au sacrum), les **ligaments larges** (replis du péritoine qui l'attachent à la paroi latérale du petit bassin).

L'utérus est un muscle creux formé d'une couche extrêmement épaisse (2 cm) de fibres musculaires lisses. Le muscle utérin est appelé **myomètre**. Sa cavité est tapissée d'une muqueuse appelée **endomètre** qui subit des modifications au cours du cycle menstruel.

Le péritoine et les ligaments larges

Le **péritoine** tapisse la face supérieure des organes du petit bassin et forme entre ceux-ci des culs-de-sac. Il tapisse ainsi les deux faces du corps et de l'isthme utérins ; entre utérus et rectum, le péritoine dessine un cul-de-sac profond appelé **cul-de-sac de Douglas.**

De part et d'autre de l'utérus les ligaments rond, utéro-ovarien et la trompe soulèvent le péritoine qui les enveloppe et retombe en avant et en arrière d'eux à la façon d'une draperie. L'ensemble du péritoine et des organes qui le soulèvent est appelé **ligament large**. Le **ligament large** fixe, de chaque côté, l'utérus à la paroi latérale du petit bassin.

Le vagin

Le **vagin** est un conduit qui s'étend de l'utérus à la vulve.

À son extrémité supérieure, le vagin s'insère sur le pourtour du col utérin qui saille ainsi dans la cavité vaginale.

Le vagin descend obliquement entre la vessie et l'urètre en avant et le rectum en arrière. Il traverse les muscles et aponévroses du périnée.

Le vagin se termine en bas en s'ouvrant dans la cavité vulvaire par un orifice partiellement obturé chez la fille vierge par un repli muqueux appelé **hymen**.

La vulve (fig. 105)

C'est l'ensemble des organes génitaux externes de la femme.

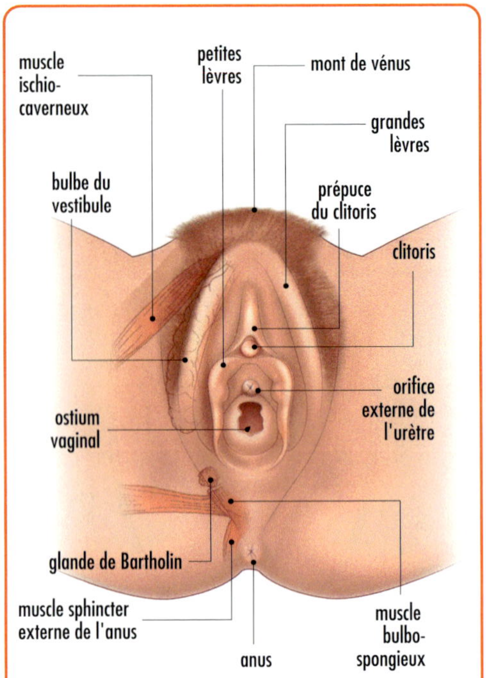

Fig. 105

Les organes génitaux externes de la femme

La vulve est occupée par une cavité médiane appelée **vestibule vulvaire** au fond de laquelle s'ouvrent l'urètre et le vagin. Le vestibule vulvaire est limité de chaque côté par deux replis cutanéo-muqueux juxtaposés, la **grande lèvre** en dehors et la **petite lèvre** en dedans.

Les grandes lèvres se perdent en avant sur une saillie médiane, le **mont de Vénus**.

Les petites lèvres sont reliées par leur extrémité à un organe érectile médian, le **clitoris**, qui reproduit en raccourci la disposition de la verge masculine ; il est en effet formé par la réunion de deux corps caverneux semblables aux corps caverneux masculins. Deux autres organes érectiles, les **bulbes vestibulaires** sont placés de chaque côté de l'orifice vaginal.

Deux glandes sont annexées à la vulve. Ce sont les **glandes de Bartholin** placées de chaque côté de l'orifice vaginal et dont le canal excréteur s'ouvre à la base des petites lèvres.

Le périnée de la femme

Sa disposition est comparable à celle du périnée de l'homme. Les muscles et aponévroses sont, comme chez l'homme, disposés en trois plans. La seule différence tient à la traversée du périnée par le vagin qui entraîne l'apparition d'un muscle supplémentaire, le **constricteur de la vulve**.

Comme chez l'homme, on distingue au périnée deux parties :

• le **périnée antérieur** ou **uro-génital** où s'ouvrent l'urètre et le vagin ;

• le **périnée postérieur** ou **anal** avec l'orifice de l'anus.

Les glandes mammaires (fig. 106)

Ce sont les glandes chargées de la sécrétion du lait.

Elles sont situées à la face antérieure du thorax, de chaque côté de la ligne médiane. Elles ont en moyenne de 11 à 12 cm de haut et 10 cm de large. Leur forme, leur volume, leur consistance sont sujets à de grandes variations individuelles.

Elles présentent à leur partie moyenne une zone pigmentée de 3 à 5 cm de diamètre appelée **aréole** dont le centre est saillant et forme le **mamelon**. Celui-ci présente les orifices des canaux excréteurs de la glande ou **canaux galactophores**, au nombre de 15 à 20.

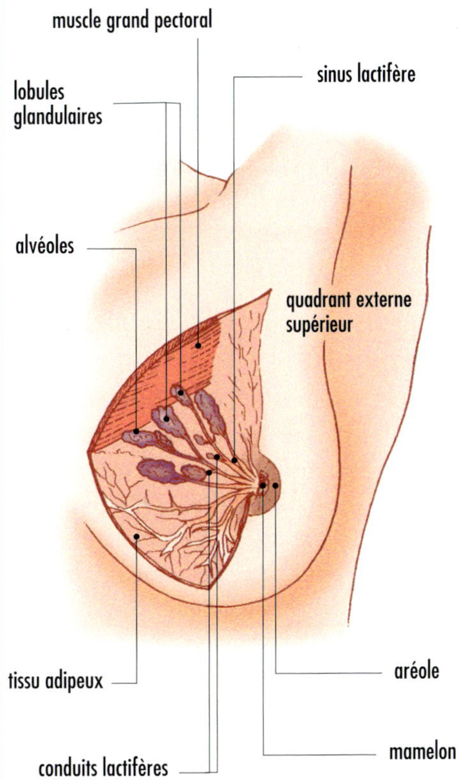

Fig. 106

Structure de la glande mammaire

La glande mammaire est constituée par la juxtaposition de 15 à 20 lobes formés par les éléments sécréteurs. Les canaux excréteurs de ceux-ci se réunissent en canaux de plus en plus volumineux qui forment finalement un canal unique pour chaque lobe, le **canal galactophore**, qui s'ouvre au mamelon.

4 Formation et maturation des cellules sexuelles

La formation des cellules sexuelles (fig. 107 et 108) ou gamètes est comparable dans les deux sexes.

Le fait majeur de cette formation des gamètes est la survenue d'un mode de division particulier appelé méiose qui diminue de moitié le nombre de leurs chromosomes par rapport aux autres cellules. Alors que toutes les cellules de l'organisme humain possèdent 46 chromosomes, la division des cellules sexuelles souches aboutit à la formation de gamètes ne possédant que 23 chromosomes.

Les chromosomes sont les organes porteurs des caractères héréditaires ou gènes. La fusion des gamètes mâle et femelle lors de la reproduction aboutit à la formation d'une cellule à 46 chromosomes, l'œuf, à partir de laquelle va être formé un nouvel individu dont les cellules contiennent 46 chromosomes venant pour moitié du père et pour moitié de la mère ; chaque individu hérite donc la moitié de ses caractères héréditaires de chacun de ses géniteurs.

Les différentes étapes de la formation des gamètes sont donc les suivantes :

- multiplication simple des cellules souches de la lignée ;
- accroissement du stock d'ADN ou acide désoxyribonucléique, constituant des chromosomes et porteur des gènes héréditaires ;
- division de chaque cellule-souche formant les cellules à 23 chromosomes ;
- maturation des cellules sexuelles.

En dehors de la réduction du nombre des chromosomes, la formation des cellules sexuelles est caractérisée de plus par un brassage important du matériel génétique au niveau des chromosomes. Ce brassage s'effectue par :

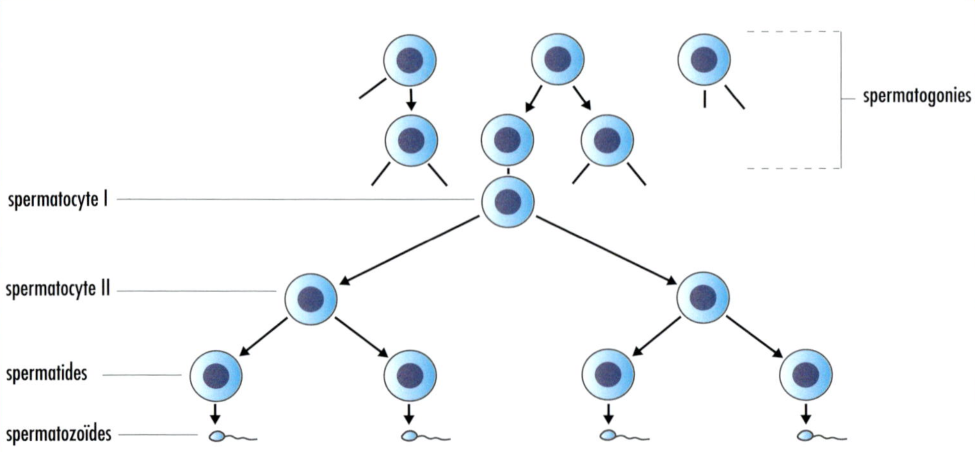

Fig. 107

Transformation d'un spermatocyte en quatre spermatides
Chaque spermatide deviendra un spermatozoïde.

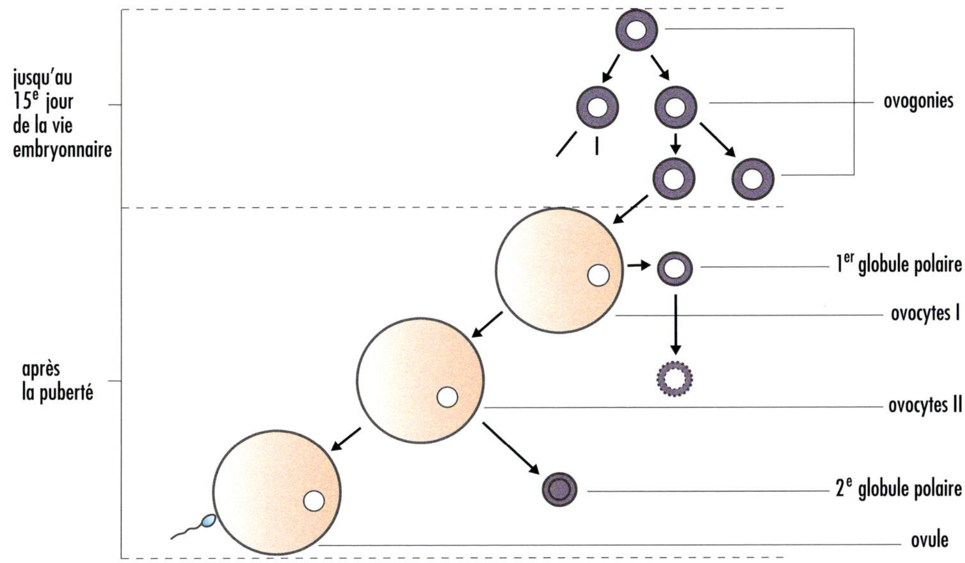

Fig. 108
Résumé du développement de l'ovule

- échange entre chromosomes de matériel génétique ; ces échanges sont rigoureusement équilibrés, c'est-à-dire qu'ils intéressent exactement la même quantité d'ADN ;
- migration au hasard des chromosomes : lors de la division qui forme les cellules à nombre réduit de chromosomes, ceux-ci, quelle que soit leur origine, paternelle ou maternelle, migrent absolument au hasard dans les cellules filles.

Ce brassage du matériel génétique est tel que le nombre de combinaisons est infini et que chaque gamète a une composition différente des autres, en gènes, du fait des innombrables possibilités d'échange.

5 Physiologie

Les étapes de la vie génitale

Chez l'enfant, l'appareil génital reste en sommeil et n'atteint pas son plein épanouissement.

La **puberté** est l'époque du développement génital, de l'éveil de la fonction sexuelle et de l'apparition des caractères sexuels secondaires. C'est donc le passage de l'enfance à l'état adulte. La puberté survient à un âge variable, voisin de 13 ans ;

- chez le garçon on note l'augmentation de volume des testicules, de la verge, la pigmentation du scrotum, l'apparition des poils, la mue de la voix ; la spermatogenèse est toutefois plus tardive ;
- chez la fille, la puberté se marque par l'apparition des poils pubiens, le développement des seins, l'apparition des règles ; les premiers cycles sont dépourvus d'ovulation.

L'apparition de la puberté est liée à des phénomènes hormonaux.

L'âge adulte est, dans les deux sexes, la période de pleine activité génitale. Celle-ci se poursuit jusqu'à un âge variable où l'on assiste à la cessation progressive de l'activité génitale.

L'arrêt du cycle génital chez la femme est la ménopause. Chez l'homme l'activité sexuelle diminue avec l'âge ; cette diminution constitue l'andropause.

Physiologie de l'appareil génital mâle

À partir de la puberté, l'activité génitale de l'homme est continue, contrairement à ce qui se passe chez la femme où elle est cyclique.

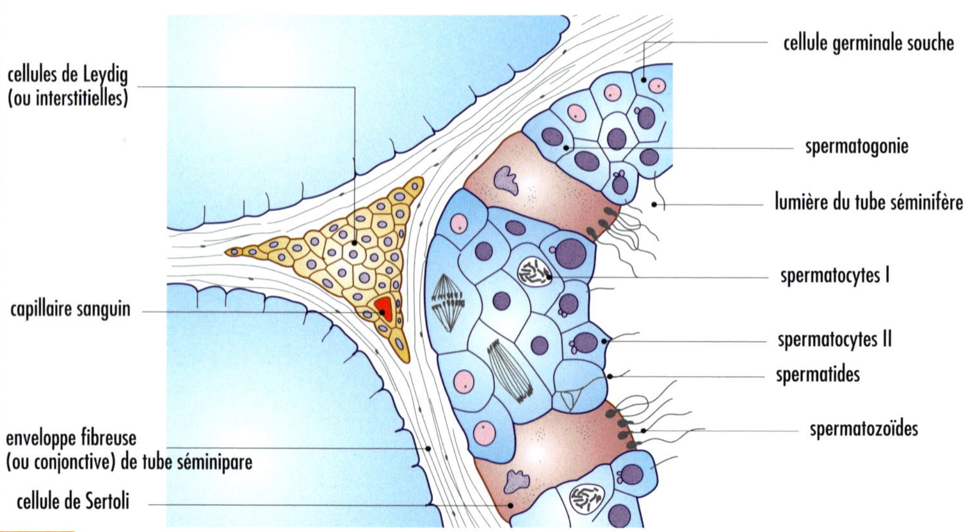

Fig. 109
Le lobule testiculaire

L'élaboration des spermatozoïdes par le testicule est continue ; ceux-ci sont mis en réserve dans les ampoules déférentielles dans l'intervalle des rapports sexuels (fig. 109 et 110).
Les testicules élaborent également les hormones sexuelles mâles et notamment la **testostérone**. Ce sont ces hormones qui provoquent le développement de l'appareil génital et agissent en outre sur le développement musculaire, l'apparition des poils et la mue de la voix.

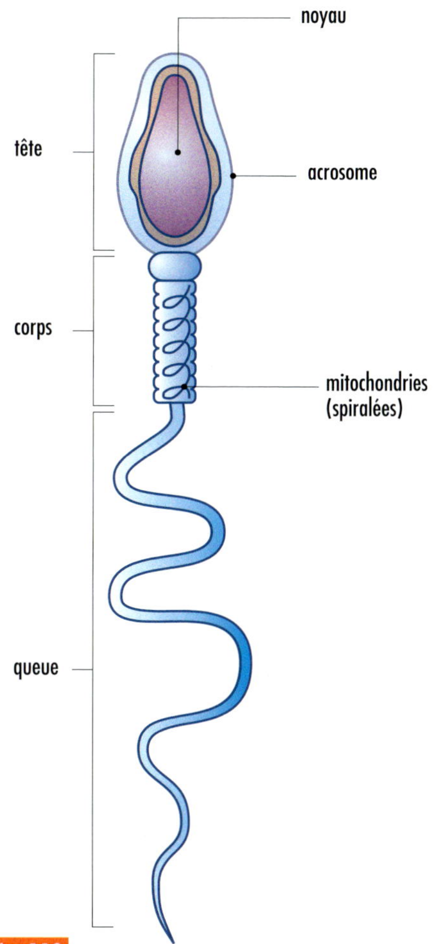

Fig. 110
Un spermatozoïde

Physiologie de l'appareil génital femelle

Après la puberté, contrairement à ce qui se passe chez l'homme, l'activité de l'appareil génital féminin est rythmique et caractérisée par la succession de cycles marqués par des modifications de chacun des organes de l'appareil génital.

Le cycle génital (fig. 111)

La durée moyenne du cycle génital est de 28 jours. Pendant ce temps on assiste à des modifications ovariennes, utérines et vaginales.

➔ **Le cycle ovarien** : du premier au quatorzième jour du cycle se produit la **maturation du follicule**. Un follicule primordial et un seul entre en activité et l'ovule qu'il contient mûrit. Au quatorzième jour le follicule éclate et libère son ovule qui va s'engager dans la trompe. Le follicule rompu se rétracte, ses cellules se chargent de graisse et il se forme ainsi le **corps jaune**. Lorsque l'ovule n'a pas été fécondé, le **corps jaune** s'atrophie et son évolution est terminée au 28e jour. Lorsque l'ovule a été fécondé, le corps jaune augmente de volume, sécrète une grande quantité d'hormones nécessaires au déroulement de la grossesse ; c'est le **corps jaune gestatif** qui fonctionne jusqu'au milieu de la grossesse (fig. 104).

➔ **Le cycle utérin** : les quatre premiers jours du cycle sont marqués par l'élimination de la muqueuse utérine accompagnée d'hémorragie. C'est le phénomène de la **menstruation**. Du quatrième au quatorzième jour du cycle la muqueuse utérine se régénère mais reste lisse. Du quatorzième au vingt-huitième jour, la muqueuse prolifère énormément et forme de nombreuses cryptes aptes à assurer la nidation de l'ovule si celui-ci a été fécondé : pendant cette période, l'aspect de la muqueuse lui fait donner le nom de **dentelle utérine**. Lorsque l'ovule n'a pas été fécondé, la muqueuse inutilisée est éliminée : ce sont les **règles** ou **menstrues** dont l'apparition marque le début d'un nouveau cycle.

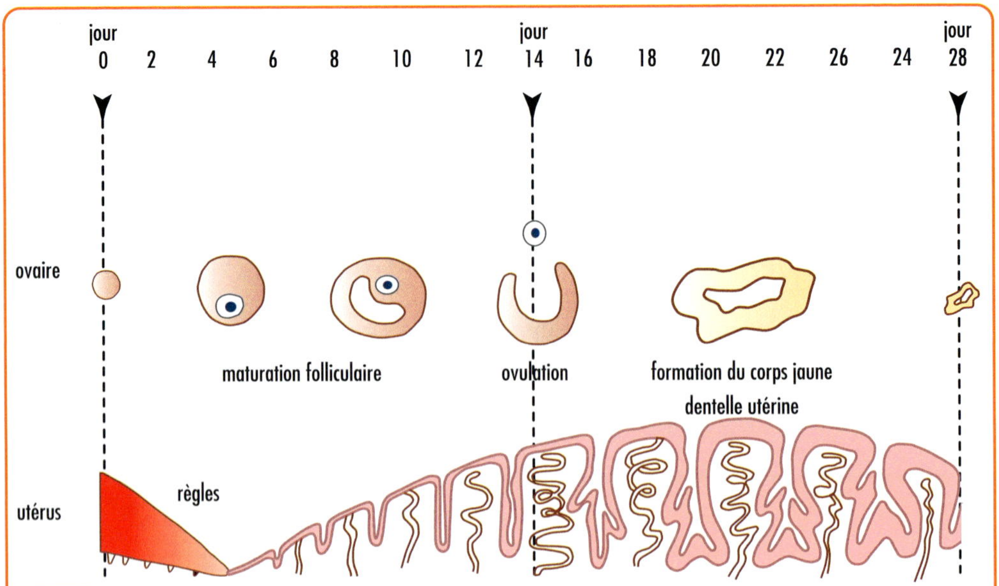

Fig. 111

Le cycle génital

Le cycle vaginal : la muqueuse vaginale n'est apparemment le siège d'aucun phénomène décelable au cours du cycle. En réalité, les cellules muqueuses se transforment mais cette transformation n'est visible qu'au microscope, par la pratique des frottis vaginaux. Ces transformations sont également cycliques.

Le cycle hormonal : le cycle génital met en jeu de nombreuses hormones ovariennes et hypophysaires. Très schématiquement l'ovaire sécrète des **œstrogènes** pendant les 14 premiers jours du cycle et de la **progestérone** ensuite, cette sécrétion est commandée par l'hypophyse par l'intermédiaire des hormones qu'elle sécrète en permanence mais à des taux variables selon le moment du cycle.

La grossesse

La survenue d'une grossesse interrompt bien évidemment le cycle génital. Elle s'accompagne de modifications locales de l'appareil génital ainsi que de phénomènes hormonaux :

modifications de l'utérus : le muscle utérin subit une hypertrophie considérable et augmente de volume à mesure du développement du fœtus. Parallèlement la muqueuse subit une hypertrophie considérable ; le point d'union de l'œuf et de la muqueuse utérine constitue le **placenta**, zone au niveau de laquelle les vaisseaux maternels et fœtaux s'unissent pour assurer la nutrition du fœtus ;

modifications de l'ovaire : la plus caractéristique est la formation du **corps jaune gestatif** qui sécrète d'importantes quantités d'hormones nécessaires au déroulement de la grossesse. À partir du troisième mois, la fonction hormonale de ce corps jaune est suppléée par le placenta. Bien entendu, la grossesse pendant toute sa durée empêche toute nouvelle ovulation ;

modifications vaginales : comme lors du cycle génital, elles ne sont pas appréciables sauf par l'examen microscopique des frottis vaginaux ;

phénomènes hormonaux : le corps jaune gestatif sécrète des œstrogènes et de la progestérone durant les premières semaines de la grossesse, puis cette sécrétion est ensuite assurée par le placenta qui élabore en outre une **gonadotrophine**. La sécrétion hormonale par l'hypophyse est relativement mise au repos pendant la grossesse ; en cours de grossesse toutefois cette glande élabore la **prolactine** qui favorise le développement de la glande mammaire et prépare à la lactation.

La ménopause

Elle est marquée par la cessation de toute ovulation, la disparition de toute possibilité procréatrice et du cycle menstruel, la régression des caractères sexuels secondaires et l'involution de l'appareil génital.

La reproduction

La **reproduction** est le processus biologique qui assure la perpétuation de l'espèce par la création à partir d'individus dits **géniteurs** d'une nouvelle génération d'êtres semblables à leurs parents.
Dans l'espèce humaine la reproduction est sexuée et nécessite l'accouplement d'un individu du sexe masculin et d'un individu du sexe féminin.
La reproduction est le résultat d'un ensemble d'actes : l'**acte sexuel**, la **fécondation**, la **nidation**, la **gestation** ou **grossesse**, l'**expulsion du fœtus** ou **accouchement**. La grossesse et l'accouchement étant du domaine de l'obstétrique nous n'envisagerons ici que les premières étapes.

L'acte sexuel

L'accouplement de deux individus est le prélude à la fécondation qui s'effectue à l'intérieur de l'appareil génital féminin.
L'acte sexuel est déclenché par le désir sexuel ou **libido**, phénomène psychique. L'acte sexuel comporte schématiquement trois phases :

- **une phase d'excitation** sous l'influence de stimulations psychiques, visuelles, tactiles. Cette phase est caractérisée par la dilatation des vaisseaux du petit bassin qui affecte préférentiellement les organes érectiles (verge chez l'homme, clitoris chez la femme). L'érection de la verge est indispensable à l'accomplissement de l'acte sexuel. Elle est commandée par un centre nerveux situé au niveau de la moelle épinière sacrée et lui-même sous la dépendance du cortex du cerveau ;
- **une phase d'accouplement** caractérisée par l'intromission de la verge en érection dans le vagin. Cette phase entraîne une excitation nerveuse croissante du fait de stimulations mécaniques des organes sexuels et de stimulations psychiques. Le paroxysme de cet état constitue l'**orgasme** qui coïncide chez l'homme avec l'**éjaculation**, émission saccadée du sperme, mélange de spermatozoïdes et de liquide séminal. L'éjaculation est commandée par un centre nerveux situé au niveau de la moelle épinière sacrée ;
- **une phase de relaxation** caractérisée par la détumescence des organes génitaux.

La fécondation

Les spermatozoïdes éjaculés au niveau du fond du vagin sont attirés par la glaire qui recouvre le col utérin et pénètrent à l'intérieur de l'utérus dont ils parcourent la cavité ; ils s'engagent ensuite dans les trompes utérines. La rencontre avec l'ovule qui descend dans la trompe a lieu au niveau du tiers externe de la trompe. Un seul spermatozoïde va féconder l'ovule. L'ovule fécondé descend vers l'utérus et s'implante, après ses premières divisions, au niveau de la muqueuse utérine : c'est la **nidation**.
La fécondation a pour résultat, par l'union de deux cellules possédant chacune 23 chromosomes, de reconstituer une cellule dont le capital génétique est complet avec 46 chromosomes et dont les divisions successives vont reconstituer un individu entier.

La nidation

L'implantation de l'œuf fécondé au niveau de l'utérus est précédée d'une période de vie libre de 4 à 5 jours durant lesquels l'œuf se divise activement tout en poursuivant sa des-

cente vers l'utérus. Cette période de vie libre est appelée **progestation**.
La nidation est grandement facilitée par l'état de la muqueuse utérine qui dessine de profondes cryptes aptes à la nidation. Cette transformation de la muqueuse utérine est provoquée par l'imprégnation hormonale par les œstrogènes et la progestérone.

La contraception

Son but est de permettre la planification des naissances par la survenue de grossesses programmées en évitant les grossesses non désirées.
Différents moyens ont été mis en œuvre :
➡ **moyens visant les spermatozoïdes** :
• suppression de la sécrétion : ceci n'est obtenu actuellement que par la section des canaux déférents chez l'homme (**vasectomie**) ;
• destruction des spermatozoïdes au niveau du vagin par les gelées spermicides ;
• obstacles mécaniques à la progression des spermatozoïdes : **préservatif**, **capes** et **diaphragmes cervicaux** ;
➡ **moyens visant l'ovule** : le **blocage de l'ovulation** supprime celle-ci et empêche la libération de l'ovule. Ceci est réalisé par l'administration d'hormones qui réalisent, en ce qui concerne l'équilibre hormonal, un état de pseudo-grossesse bloquant l'ovulation. Ce procédé, communément appelé **pilule**, nécessite la prise quotidienne du médicament contraceptif. Celui-ci est contre-indiqué chez les femmes hypertendues ou lorsque existe une hypercholestérolémie ; il semble être responsable de complications vasculaires veineuses ou artérielles ;
➡ **moyens visant à empêcher la nidation** de l'œuf fécondé. Ce sont tous les dispositifs intra-utérins connus sous le nom de **stérilets**.

13

Principales glandes endocrines

Généralités

Les glandes endocrines sont des glandes dépourvues de canal excréteur et qui déversent leur produit de sécrétion directement dans les vaisseaux sanguins assurant leur irrigation. On donne le nom d'hormones aux produits de sécrétion des glandes endocrines.

Pour ce qui concerne leur structure, les glandes endocrines ont toutes un réseau capillaire très riche et le sang vient baigner directement les cellules glandulaires.

1 Le corps thyroïde

Anatomie descriptive

Le **corps thyroïde** est la plus volumineuse des glandes endocrines. Elle est située à la face antérieure du cou, au-dessous du larynx et appliquée directement contre la trachée (fig. 112).

Elle est constituée par deux **lobes latéraux** réunis l'un à l'autre par une portion rétrécie, l'**isthme**. Son poids est de 20 à 25 g. Sa consistance est ferme, sa coloration rosée.

La glande thyroïde est constituée par la juxtaposition de nombreux îlots cellulaires appelés **vésicules thyroïdiennes**. Chaque vésicule thyroïdienne a une forme grossièrement sphérique et est constituée ainsi :

- le centre est occupé par une masse de substance gommeuse, dépourvue de toute cellule. Cette substance est appelée substance colloïde ;
- chaque amas de substance colloïde est entouré d'une seule couche de cellules thyroïdiennes ; ce sont elles qui élaborent la **substance colloïde** ;
- entre les vésicules thyroïdiennes existe un très riche réseau capillaire.

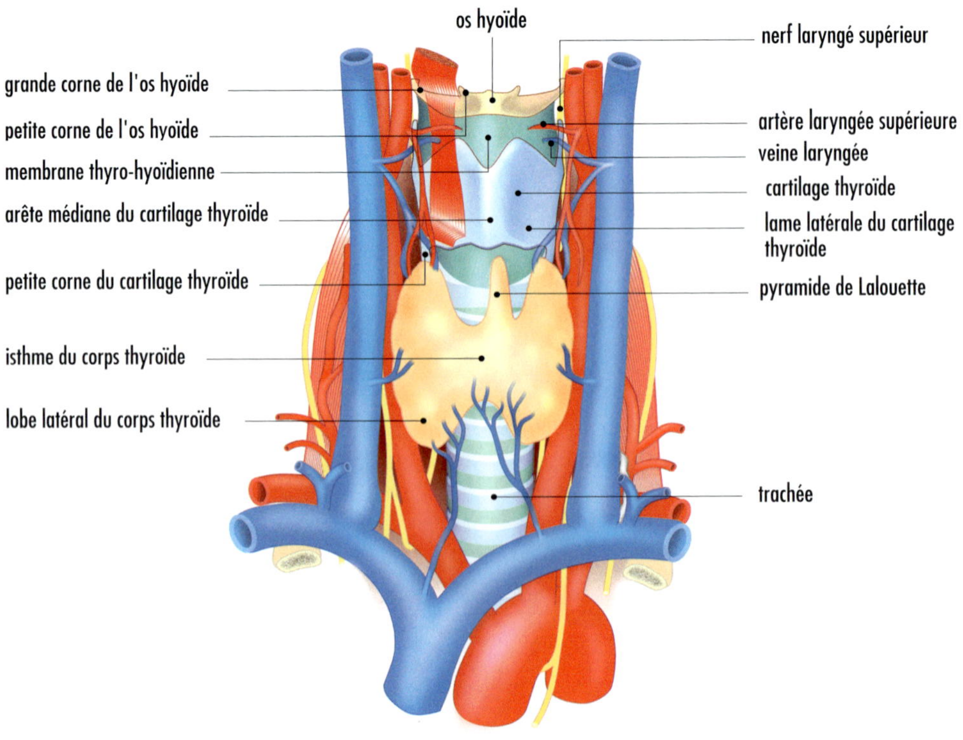

Fig. 112
La glande thyroïde

Les hormones thyroïdiennes

Les hormones élaborées par les cellules thyroïdiennes sont stockées au sein de la substance colloïde. Celle-ci est constituée d'une substance protéique appelée **thyréoglobuline** résultant de la combinaison des hormones **thyroïdiennes** avec une globuline.
Les hormones thyroïdiennes sont : la **di-iodo-thyronine** ou T2, la **tri-iodo-thyronine** ou T3 et la **tétra-iodo-thyronine** ou T4 ou **thyroxine**. Cette dernière représente à elle seule 75 % des hormones circulantes. Ces hormones qui sont mises en réserve dans la thyréoglobuline sont libérées et déversées dans le sang au fur et à mesure des besoins.
Le fait essentiel à connaître est la très grande richesse en **iode** des hormones thyroïdiennes. L'iode est indispensable au fonctionnement de la glande et toute carence en iode entraîne l'apparition d'un goitre.
Les travaux récents ont permis la découverte d'une autre hormone totalement différente, la **thyrocalcitonine**. Celle-ci agit uniquement sur le métabolisme du calcium.

Physiologie du corps thyroïde

La glande thyroïde est douée de multiples fonctions qui sont la conséquence des actions qu'elle exerce sur le métabolisme des cellules.

Actions métaboliques

D'une façon générale la thyroïde active les processus de combustion au niveau cellulaire ; elle fait en quelque sorte tourner plus vite la « centrale thermique » humaine. Ainsi :

- elle augmente l'énergie libérée par les cellules. L'ablation de la glande diminue le métabolisme cellulaire, l'administration d'hormones thyroïdiennes l'augmente. Ces processus sont mesurés par le **métabolisme de base** qui est diminué en cas d'hypofonctionnement thyroïdien et augmenté en cas d'hyperfonctionnement de la glande ;
- elle agit sur l'utilisation, par les cellules, des glucides, des lipides, des protides ; cette utilisation est augmentée en cas d'hyperfonctionnement thyroïdien et diminué en cas d'hypofonctionnement de la glande ;
- cette augmentation du métabolisme général entraîne l'élévation des échanges respiratoires, du débit sanguin circulant et du débit cardiaque, l'hypothyroïdie entraîne les phénomènes inverses ;
- la thyroïde intervient dans la régulation de la température centrale car les hormones thyroïdiennes provoquent une augmentation de la production de chaleur par l'organisme ;
- elle intervient enfin dans le métabolisme de l'iode, constituant indispensable des hormones thyroïdiennes.

Action sur la croissance

La thyroïde a une action de stimulation sur la croissance bien mise en évidence par l'expérimentation animale. Dans toutes les espèces animales :

- la suppression de la glande thyroïde chez le sujet en voie de croissance entraîne un **nanisme thyroïdien** ; l'administration d'hormones permet de corriger ce trouble avec d'autant plus de succès que le traitement a été commencé tôt ;
- l'administration d'hormones thyroïdiennes à des animaux normaux en voie de croissance accélère celle-ci mais n'entraîne pas de gigantisme ;
- chez les animaux qui présentent une métamorphose au cours de la croissance (grenouille), la suppression de la thyroïde empêche la métamorphose alors que l'administration d'hormones au têtard normal accélère sa métamorphose en adulte.

Dans l'espèce humaine, l'insuffisance thyroïdienne entraîne un **retard de croissance** considérable avec absence de développement sexuel et intellectuel.

Actions sur les tissus

La thyroïde agit :

- **sur les cartilages** de conjugaison dont elle prépare l'ossification, cette action explique l'effet de la glande sur la croissance ;
- **sur l'appareil génital** : la glande est indispensable pour l'apparition de la puberté ;
- **sur les poils, les ongles et les dents** : elle favorise la pousse des poils et des ongles et la croissance des dents ;
- **sur les cellules du système nerveux supérieur** dont elle favorise le fonctionnement.

Action de la thyrocalcitonine

La thyrocalcitonine entraîne une baisse du taux de calcium sanguin, d'une part en inhibant la résorption du tissu osseux, d'autre part en augmentant l'élimination urinaire du calcium. Elle entraîne également une baisse du phosphore sanguin par les deux mêmes mécanismes que pour le calcium.

La thyrocalcitonine a donc une action antagoniste de la parathormone.

Commande de la glande thyroïde

La thyroïde obéit à une hormone sécrétée par le lobe antérieur de l'hypophyse, la **thyréostimuline**. La sécrétion de celle-ci est régulée par le taux des hormones thyroïdiennes circulantes.

Pour la thyrocalcitonine sa sécrétion dépend exclusivement du taux de calcium sanguin.

Exploration de la fonction thyroïdienne

L'insuffisance de fonctionnement de la glande provoque le **myxœdème**. L'excès de fonctionnement de la glande entraîne une **hyperthyroïdie** dont la forme la plus sévère est la **maladie de Basedow**.

Les anomalies de la fonction thyroïdienne peuvent être étudiées par différents examens.

La mesure du métabolisme de base

Il est augmenté dans l'hyperthyroïdie, diminué dans l'hypothyroïdie.

Le dosage du cholestérol sanguin

Il est diminué dans l'hyperthyroïdie, augmenté dans l'hypothyroïdie.

Le réflexogramme achilléen

Il est allongé dans l'hypothyroïdie, raccourci dans l'hyperthyroïdie.

L'étude de la fixation de l'iode radioactif par la thyroïde

Elle permet de réaliser : des **courbes de fixation** en fonction du temps et des **images scintigraphiques** de la glande. La fixation d'iode est d'autant plus rapide que la glande est hyperfonctionnelle.

Les dosages sanguins de l'iode circulant et des hormones thyroïdiennes (T2, T3, T4)

Leur taux est d'autant plus élevé qu'il existe un hyperfonctionnement thyroïdien.

Les glandes parathyroïdes

2

Anatomie

Les glandes parathyroïdes sont de petites glandes ovalaires, au nombre de 4 situées deux par deux à la face postérieure des lobes latéraux du corps thyroïde. Très petites, elles ont la taille d'un pois. Des anomalies de nombre, de forme et de situation sont très fréquentes (fig. 113).

Elles sont constituées par deux types de cellules : les **cellules principales** (qui seules assurent la fonction endocrine) et les **cellules oxyphiles**.

Physiologie des parathyroïdes

Les glandes parathyroïdes assurent la régulation du métabolisme du calcium et du phosphore ; elles sont indispensables à la vie.

La parathyroïdectomie

Quand elle est totale, elle entraîne une **tétanie aiguë** qui provoque des accès convulsifs, des contractures musculaires et entraîne la mort par arrêt respiratoire.

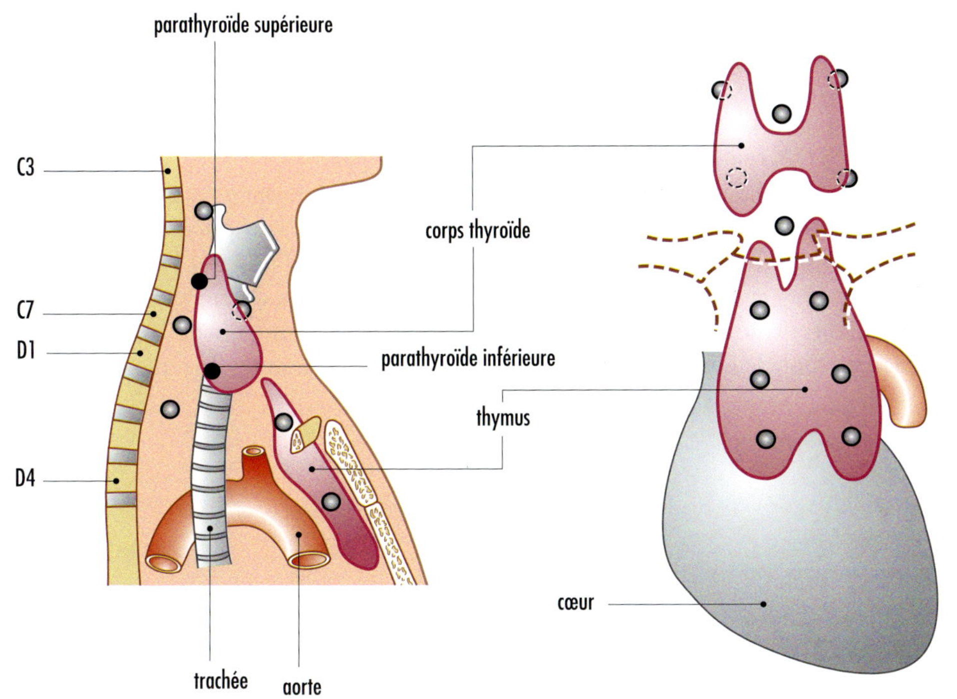

Fig. 113

Les glandes parathyroïdes

Quand la parathyroïdectomie est incomplète, il apparaît une **tétanie fruste**, caractérisée par les mêmes symptômes qui évoluent par crises. Au cours de la tétanie on observe les troubles biologiques suivants : **hypocalcémie**, **hyperphosphatémie**, **diminution de la calciurie** et de la **phosphaturie**.

L'administration d'extraits parathyroïdiens

Elle corrige les troubles provoqués par la parathyroïdectomie.

L'excès d'activité endocrine de la glande entraîne l'apparition d'une **hyperparathyroïdie**. Cette affection entraîne :

- des modifications du squelette **(géodes)** ;
- l'apparition de **calculs urinaires** ;
- des troubles biologiques : **hypercalcémie**, **hypercalciurie**, **hypophosphorémie**.

L'hormone parathyroïdienne

Elle est appelée aussi **parathormone**. C'est une protéine dont la structure est maintenant bien connue.

Elle assure la régulation du métabolisme du calcium et du phosphore en agissant sur le système osseux, le rein et l'intestin :

- au niveau de l'os, la parathormone provoque une **résorption osseuse**, ce qui libère le calcium (d'où l'hypercalcémie de l'hyperparathyroïdie) et le phosphore de l'os ;
- au niveau du rein la parathormone entraîne une augmentation de l'élimination du phosphore (d'où l'**hypophosphorémie** de l'hyperparathyroïdie) et du calcium (d'où les calculs rénaux de l'hyperparathyroïdie) ;
- au niveau de l'intestin la parathormone augmente l'absorption intestinale de calcium.

Ces trois actions ont donc tendance à élever la calcémie. La parathormone apparaît donc comme l'antagoniste de la thyrocalcitonine. Au total, les deux hormones tendent à maintenir constants les taux du calcium et du phosphore dans l'organisme et le rapport entre ces deux éléments qui doit rester rigoureusement constant.

Commande des parathyroïdes

La sécrétion glandulaire est réglée uniquement par le taux du calcium sanguin dont la baisse stimule la sécrétion hormonale et dont la hausse freine la sécrétion.

Exploration de la fonction des parathyroïdes

Elle est étudiée par :

- **les dosages** du calcium, du phosphore dans le sang et l'urine, et l'étude de leur élimination par les clairances ;
- **le dosage sanguin** de la parathormone, dosage radio-immunologique très précis.

3 Les glandes surrénales

Anatomie

Les **glandes surrénales** sont au nombre de deux, une droite et une gauche, situées chacune au voisinage du pôle supérieur du rein correspondant. Elles sont sensiblement triangulaires, hautes de 3 cm, larges de 2 cm, épaisses de 1 cm. Leur coloration est jaune chamois (fig. 114).

À la coupe, les surrénales apparaissent comme constituées de deux parties totalement différentes (fig. 115) :

- une zone périphérique (**zone corticale**, ou **cortex surrénalien**, ou **cortico-surrénale**), située en superficie de la glande, de coloration jaune. Elle est formée de trois couches superposées de cellules glandulaires : les **zones glomérulée**, **fasciculée** et **réticulée** ;
- une zone centrale (**zone médullaire** ou **médullo-surrénale**), de coloration brune et entièrement recouverte par le cortex.

Physiologie de la cortico-surrénale

L'expérimentation a montré que la **cortico-surrénale** est **indispensable à la vie**, alors que la médullo-surrénale ne l'est pas.

La suppression de la cortico-surrénale chez l'animal et chez l'homme entraîne la mort dans un délai de 3 à 5 jours dans un tableau associant des troubles digestifs et un collapsus cardio-vasculaire. Les examens biologiques montrent des troubles graves de l'équilibre et du métabolisme de l'eau, du sodium et du potassium.

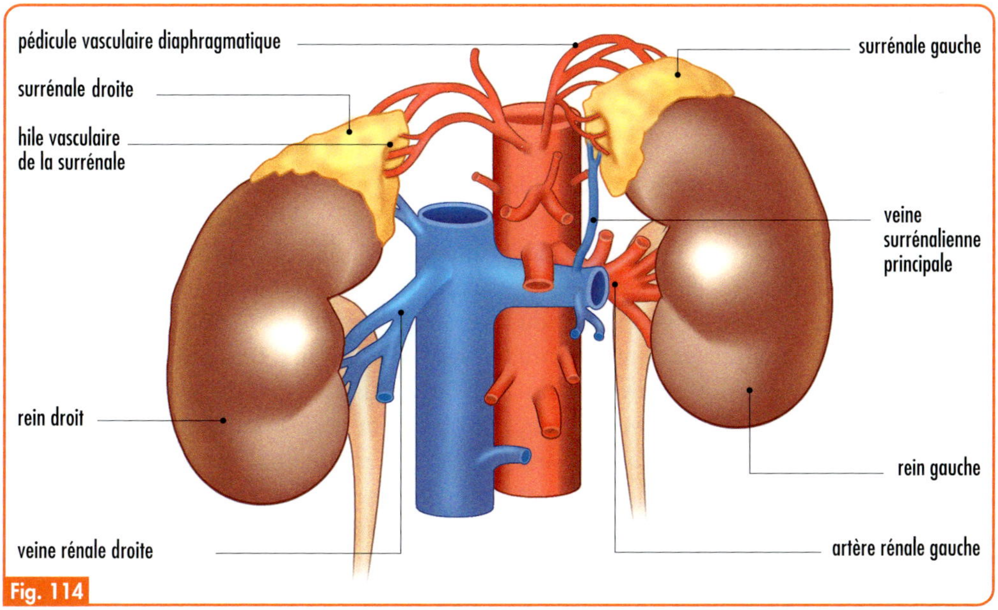

Fig. 114
Les glandes surrénales

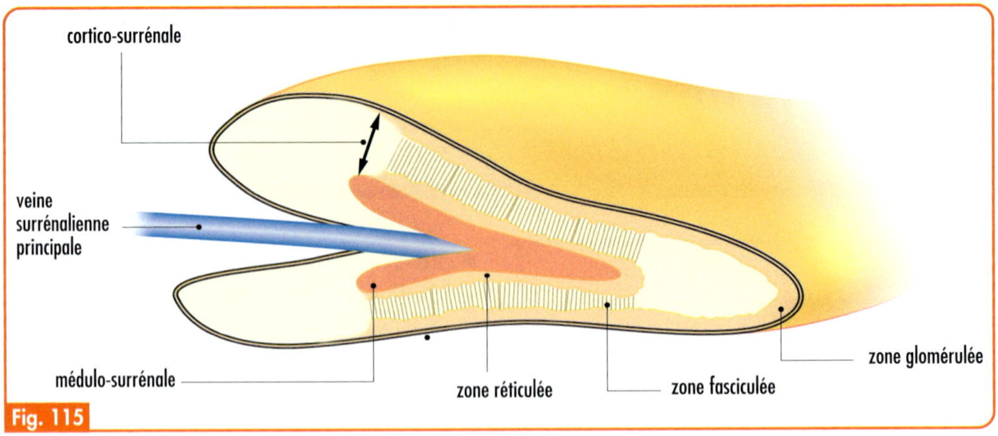

Fig. 115
La structure des glandes surrénales

L'administration d'extraits cortico-surrénaux corrige les troubles entraînés par la surrénalectomie.

Les hormones cortico-surrénales

La cortico-surrénale sécrète de nombreuses hormones désignées sous le nom général de **cortico-stéroïdes** ou de **corticoïdes**. Toutes ces hormones ont en commun le même noyau chimique (le noyau **stérol**) et le même mode de synthèse à partir du cholestérol.

Les hormones cortico-surrénaliennes peuvent, en fonction de leur rôle, être classées en trois grands groupes :

➡ **les hormones minérales** ou **minéralo-corticoïdes**. Ce sont les « hormones de l'eau et du sel ». Elles règlent en effet dans l'organisme l'équilibre de l'eau, du sodium et du potassium en régulant leur élimination. L'hormone essentielle de ce groupe est l'**aldostérone** ; elle diminue l'élimination par le rein de l'eau et du sodium et accroît celle du potassium. La surrénalectomie entraîne, du fait de la suppression de la sécrétion d'aldostérone une polyurie, une déshydratation, une hypotension artérielle et, dans le sang une baisse des taux de sodium, du chlore et une élévation du potassium. Une sécrétion exagérée d'aldostérone a été démontrée dans certaines tumeurs de la cortico-surrénale ; il en résulte une hypertension artérielle qui s'accompagne d'une baisse importante du taux de potassium sanguin (hypokaliémie). Les autres hormones de ce groupe ont une action plus faible ; ce sont : **la désoxycorticostérone** et la **17 hydroxy 11 désoxycorticostérone**. C'est à son action sur le métabolisme de l'eau et des sels que la surrénale doit ses fonctions vitales ;

➡ **les hormones métaboliques ou gluco-corticoïdes**. Elles agissent sur le métabolisme des glucides, des protides et des lipides. Elles favorisent la fabrication par l'organisme de glucides (aliments énergétiques) à partir des protides (éléments plastiques) et la mise en réserve des glucides au niveau du foie sous forme de glycogène. Elles inhibent la fabrication des lipides et modifient la distribution du tissu graisseux. L'hormone essentielle de ce groupe est le **cortisol** ou **hydro-cortisone** ; la surrénale élabore en bien moindre quantité de la **cortisone**. Les gluco-corticoïdes ont également, mais à un degré moindre, des propriétés minéralocorticoïdes. Cette dualité d'action fait du cortisol ou hydrocortisone la plus active des hormones puisque sa seule administration permet le maintien en vie de l'homme ou de l'animal après surrénalectomie ; c'est donc le traitement substitutif de choix en cas de carence de la sécrétion normale ;

➡ **les hormones androgènes ou 17 céto-stéroïdes.** Ce sont des hormones proches des hormones génitales mâles. La plus importante de ces hormones est la **déhydroépiandrostérone** ou **DHA**. Le rôle physiologique de ces hormones est faible en regard des androgènes sécrétés par le testicule.

Localisations fonctionnelles

Il est admis actuellement que :

- les minéralo-corticoïdes sont élaborés au niveau de la zone glomérulée du cortex ;
- les gluco-corticoïdes sont élaborés au niveau de la zone fasciculée ;
- les androgènes sont élaborés au niveau de la zone réticulée.

Les commandes de la glande surrénale

Les cortico-surrénales obéissent à une régulation complexe :

➡ **une commande par l'hypophyse** : le lobe antérieur de l'hypophyse sécrète une hormone stimulante, la **cortico-stimuline** ou **ACTH** dont l'injection augmente la sécrétion surrénalienne. L'ACTH agit uniquement sur la sécrétion des gluco-corticoïdes ;

➡ **une commande humorale** qui n'intervient que pour la sécrétion d'aldostérone ; cette hormone est totalement indépendante de l'hypophyse. La sécrétion est déclenchée par les taux en sodium et potassium des liquides extracellulaires et par le volume sanguin circulant et la pression artérielle. La sécrétion d'aldostérone est augmentée par : **la baisse du taux de sodium sanguin, l'augmentation du taux de potassium, la diminution du volume sanguin circulant, la baisse de la pression artérielle.** La sécrétion d'aldostérone est diminuée par les phénomènes inverses.

Conséquences pratiques et exploration de la cortico-surrénale

L'insuffisance surrénale est appelée **maladie d'Addison**.

L'hyperfonctionnement de la glande est l'hypercorticisme dont il existe trois types :

• hypersécrétion d'aldostérone : c'est le **syndrome de Conn** ;
• hypersécrétion de gluco-corticoïdes : c'est la **maladie de Cushing**,
• hypersécrétion d'androgènes : elle provoque une **virilisation**.

L'exploration de la cortico-surrénale est effectuée par :

• les **dosages** des différents corticoïdes ou de leurs métabolites dans le sang et dans les urines ;
• la **scintigraphie** de la surrénale après injection de cholestérol radioactif ;
• la **tomodensitométrie (scanner)** ou la **résonance magnétique nucléaire** qui permettent de visualiser la glande.

Physiologie de la médullo-surrénale

Contrairement à la cortico-surrénale, la **médullo-surrénale** n'est pas indispensable à la vie. L'ablation de la médullo-surrénale entraîne une chute de tension artérielle rapidement compensée.

Les hormones médullo-surrénaliennes

La médullo-surrénale sécrète deux hormones : l'**adrénaline** et la **noradrénaline** ; celles-ci sont désignées sous le terme plus général de **catécholamines**. La sécrétion normale est représentée pour 90 % par l'adrénaline et pour 10 % par la noradrénaline.

Actions des hormones médullo-surrénaliennes

➡ **Action cardio-vasculaire** : les deux hormones entraînent une hypertension artérielle mais chacune par un mécanisme différent ; la noradrénaline agit en entraînant une vasoconstriction généralisée, l'adrénaline agit en augmentant le rythme cardiaque, la force des contractions cardiaques et le débit cardiaque.

Actions métaboliques : les catécholamines ont une action brève et intense. L'action essentielle porte sur le métabolisme des sucres : les catécholamines entraînent une hyperglycémie par mobilisation des réserves hépatiques de glycogène et une augmentation de la consommation des glucides par les muscles. En ce qui concerne les lipides, les catécholamines mobilisent les graisses de réserve. L'ensemble de ces actions intervient dans la lutte contre le froid et lors des efforts musculaires.

Actions sur les viscères : les catécholamines entraînent une contraction de la rate **(spléno-contraction)** et une **contraction des sphincters** viscéraux (vessie, tube digestif).

Mode d'action des catécholamines

Les catécholamines agissent à l'échelon cellulaire en se fixant sur des structures spéciales de la membrane cellulaire appelées **récepteurs**. Il existe deux types de récepteurs α et β. Les différences d'action entre adrénaline et noradrénaline s'expliquent par une action différente de l'une et l'autre hormones sur chaque type de récepteur.

Rappelons, de plus, que la noradrénaline est le médiateur chimique du système sympathique et que, de ce fait, la médullo-surrénale agit en connexion étroite avec le système sympathique.

Commandes de la médullo-surrénale

La surrénale possède une sécrétion permanente faible mais réagit rapidement en cas d'agression contre l'organisme. Les phénomènes qui déclenchent sa mise en jeu sont : l'hypotension artérielle, l'effort musculaire, le froid, les émotions, la douleur, l'hypoglycémie. La sécrétion s'effectue par voie nerveuse, par excitation du système sympathique.

Applications pratiques

Certaines tumeurs de la glande provoquent une hypersécrétion de catécholamines et entraînent ainsi une hypertension artérielle ; ces tumeurs sont appelées **phéochromocytomes**.

L'exploration de la médullo-surrénale se fait par :

- dosage sanguin et urinaire des catécholamines et de leurs métabolites ;
- imagerie radiologique de la glande notamment par la tomodensitométrie et la résonance magnétique nucléaire.

4 Le pancréas endocrine

Anatomie

Elle a été précédemment décrite lors de l'étude du tube digestif (fig. 116).

Outre sa fonction d'élaboration de sucs digestifs, le pancréas est également une glande endocrine ; cette fonction est dévolue à des îlots de cellules spécialisées, disséminés au sein de la glande et appelés **îlots de Langerhans**. Ceux-ci sont constitués par quatre types de cellules :

- les cellules A qui sécrètent le **glucagon** ;
- les cellules B qui sécrètent l'**insuline** ;
- les cellules D qui sécrètent la **somatostatine** ;
- les cellules qui sécrètent le **polypeptide pancréatique**.

Données expérimentales

La suppression du pancréas chez l'animal entraîne la mort en quelques jours dans un tableau de **diabète aigu**. Ce tableau est corrigé par l'administration d'extraits pancréatiques.

Actions du pancréas et hormones pancréatiques

L'insuline

L'**insuline** est l'hormone essentielle sécrétée par le pancréas. Elle exerce une action capitale dans le métabolisme des glucides, des lipides, des protides.

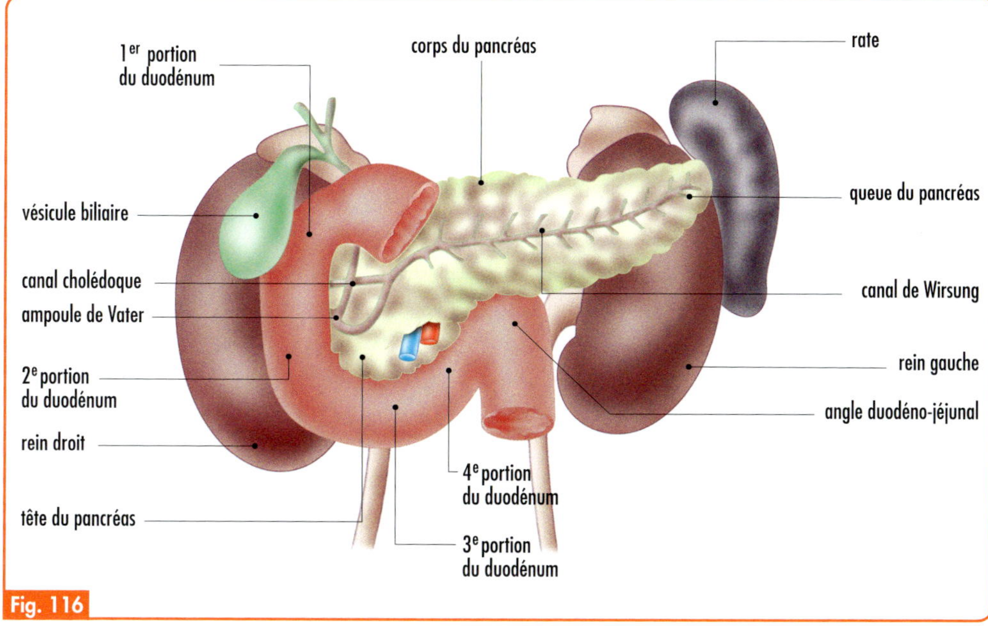

Fig. 116
Le pancréas

Métabolisme des glucides

L'insuline tend à abaisser le taux de sucre sanguin **(glycémie)** par plusieurs mécanismes :

- elle favorise la pénétration du glucose dans les cellules, notamment au niveau du muscle ;
- elle favorise le stockage du glucose sous forme de glycogène au niveau du foie ;
- elle inhibe la dégradation du **glycogène** en glucose ;
- elle inhibe la fabrication de glucose à partir des lipides ou des protides.

L'insuline contribue donc à maintenir constant le taux de la glycémie. Sa sécrétion est déclenchée par :

- l'élévation de la glycémie, facteur essentiel ;
- l'action d'autres hormones : **sécrétine** élaborée lors du passage du bol alimentaire dans le duodénum ;
- des facteurs nerveux : le **pneumogastrique** provoque la sécrétion d'insuline alors que le système sympathique (et les catécholamines) l'inhibe.

Métabolisme des lipides

L'insuline favorise la mise en réserve des lipides dans les cellules adipeuses. Elle favorise aussi la synthèse d'acides gras à partir des glucides.

Métabolisme des protides

L'insuline favorise la synthèse des protides et s'oppose à leur dégradation.

Le glucagon

Ses propriétés sont antagonistes de celles de l'insuline :

métabolisme glucidique : le glucagon augmente la glycémie en libérant le glucose à partir du glycogène hépatique ;

métabolisme des lipides : le glucagon libère les acides gras à partir du tissu adipeux ;

métabolisme des protides : le glucagon favorise la fabrication par le foie de glucides à partir des protides ;

autres actions : le glucagon tend à entraîner une élévation du taux de potassium sanguin et une élimination urinaire accrue des électrolytes ; il stimule la sécrétion d'autres hormones (catécholamines, hormone de croissance, insuline, thyrocalcitonine).

La sécrétion de glucagon est contrôlée par :

- le taux de glucose sanguin, facteur essentiel ;
- le système nerveux : stimulation par le pneumo-gastrique ;
- d'autres hormones : stimulation par l'hormone de croissance, les corticoïdes, inhibition par l'insuline.

Par ses deux hormones d'action inverse le pancréas assure la régulation du métabolisme des sucres et la stabilité de la glycémie.

La somatostatine

Son action est actuellement mal connue. Elle inhibe la sécrétion d'hormone de croissance, d'insuline, de glucagon, de gastrine.

Le polypeptide pancréatique humain

Son rôle physiologique est tout à fait inconnu.

Le testicule

5

Anatomie

Elle a été étudiée dans le chapitre consacré à l'appareil génital.
La fonction endocrine du testicule est dévolue à des cellules particulières, les **cellules de Leydig,** groupées en îlots entre les tubes séminipares (fig. 109).

Actions physiologiques

La fonction endocrine du testicule a été étudiée par les expériences de castration :
- **avant la puberté**, la castration entraîne la persistance du type infantile : absence de développement des organes génitaux, absence d'apparition de la pilosité pubienne, du développement musculo-squelettique masculin, absence de mue de la voix ;
- **chez l'adulte**, la castration entraîne une régression très incomplète des caractères sexuels secondaires (pilosité, force musculaire, comportement).

L'administration au sujet castré d'extraits glandulaires entraîne la correction complète des troubles liés à la castration.

Les hormones testiculaires

Ce sont des substances **stéroïdes** proches chimiquement des androgènes surrénaliens. L'hormone essentielle est la **testostérone** ; les autres hormones (androstérone par exemple) sont des produits de transformation de la testostérone.
Les actions de la testostérone sont multiples.

Actions tissulaires

- Elle développe les organes génitaux mâles : déférent, prostate, organes génitaux externes.
- Elle confère au développement musculaire et squelettique le type masculin.
- Elle agit sur la peau (plus épaisse chez l'homme) et le développement du système pileux.
- Elle agit sur la répartition du tissu graisseux.
- Elle agit sur la musculature du larynx (mue de la voix).

Actions sur le comportement

Elle augmente la combativité, l'agressivité et développe la libido.

Actions métaboliques

- **Métabolisme lipidique** : si la castration entraîne un engraissement rapide, la testostérone exerce une action inverse.
- **Métabolisme des protides** : la testostérone favorise la synthèse par l'organisme de ses protides, d'où son rôle dans le développement musculaire.

L'administration à la femelle d'hormone mâle entraîne un degré plus ou moins prononcé de **virilisation** : hypertrophie clitoridienne, modification de la pilosité, transformation des muqueuses utérine et vaginale.

Commandes du testicule

Le développement et le fonctionnement du testicule sont commandés par l'hypophyse qui élabore des **gonadostimulines**. La sécrétion de celles-ci augmente brusquement au moment de la puberté, entraînant le développement génital. Il existe deux gonadostimulines :

• la **gonadostimuline A** ou **FSH** qui stimule la spermatogenèse et la croissance des tubes séminifères ;

• la **gonadostimuline B** ou **LH** qui stimule le fonctionnement des cellules de Leydig.

La nutrition influe aussi sur le testicule ; la dénutrition entraîne l'atrophie des cellules de Leydig.

6 L'ovaire

Anatomie

Elle a été décrite dans le chapitre consacré à l'appareil génital.

La fonction endocrine est dévolue aux **cellules folliculeuses** qui entourent l'ovocyte pendant son développement et à partir desquelles se développe le **corps jaune** (fig. 104).

Physiologie

Comme nous l'avons indiqué dans l'étude du cycle génital, la fonction endocrine de l'ovaire est cyclique.

La castration ovarienne a des effets différents selon l'âge :

- effectuée avant la puberté elle entraîne la persistance d'un tractus génital infantile et l'absence de puberté ;
- effectuée à l'âge adulte elle entraîne la régression du tractus génital et des caractères sexuels secondaires et l'arrêt du cycle génital.

L'administration d'hormones ovariennes corrige les effets de la castration. À doses exagérées chez l'enfant elles entraînent une puberté précoce avec développement précoce de l'appareil génital.

Les hormones ovariennes

L'ovaire sécrète trois groupes d'hormones : les **œstrogènes**, la **progestérone** et une petite quantité d'**androgènes**.

Les œstrogènes

Ils sont au nombre de trois : l'**œstradiol (dihydrofolliculine)**, produit le plus actif, l'**œstrone (folliculine)** et l'**œstriol (hydrate de folliculine)**.

Les œstrogènes ont plusieurs actions :

- **actions sur le tractus génital :** les œstrogènes entraînent le développement du muscle utérin, l'hypertrophie de la muqueuse utérine, des modifications de la muqueuse vaginale et l'hypertrophie des glandes mammaires ;
- **actions métaboliques :** les œstrogènes favorisent la fixation du calcium sur la trame protéique des os ;
- **autres actions :** chez la femme, les œstrogènes facilitent le développement des fibromes. Administrés à l'homme, les œstrogènes entraînent l'atrophie des organes sexuels et la diminution de la production testiculaire de testostérone.

À côté des hormones naturelles on a pu fabriquer des **œstrogènes de synthèse** doués des mêmes propriétés.

La progestérone

La **progestérone** est élaborée en dehors de la grossesse par le corps jaune et pendant la grossesse par le placenta.

Elle exerce son action sur :

- l'**appareil génital** : au niveau de l'utérus, elle entraîne la transformation de la muqueuse (formation de la dentelle utérine) ; il en va de même au niveau du vagin ; au niveau des seins, elle hypertrophie les glandes mammaires ;
- les **processus métaboliques** : elle facilite le catabolisme des œstrogènes et tend à élever la température ;
- le **déroulement de la grossesse** : elle inhibe la contractilité de l'utérus et empêche l'expulsion de l'embryon.

Comme pour les œstrogènes, on a fabriqué des **progestatifs de synthèse** doués des mêmes propriétés que la progestérone.

Les androgènes

L'ovaire sécrète une minime quantité d'androgènes dont le rôle physiologique est faible ; ils agissent principalement sur la pilosité pubienne et axillaire.

Le cycle hormonal de l'ovaire (fig. 117)

Du premier au quatorzième jour du cycle

Du premier au quatorzième jour du cycle, la maturation du follicule ovarien s'effectue sous l'influence d'une hormone hypophysaire appelée FSH. Les cellules du follicule sécrètent des œstrogènes dont le taux augmente pendant toute cette période. Les œstrogènes entraînent les modifications des muqueuses utérine et vaginale étudiées avec l'appareil génital.

Au quatorzième jour du cycle

Au quatorzième jour du cycle se produit la ponte ovulaire.

Durant la seconde moitié du cycle

Durant la seconde moitié du cycle, l'activité du corps jaune est commandée par l'hypophyse grâce à la sécrétion simultanée de deux hormones, FSH et LH, cette dernière étant prédominante. Le corps jaune sécrète simultanément de l'œstradiol et de la progestérone et cette association commande les transformations des muqueuses utérine et vaginale. L'arrêt de ces sécrétions marque la fin du cycle et la survenue des règles.

Pendant la seconde moitié du cycle l'hypophyse sécrète aussi de la **prolactine** qui entraîne une congestion mammaire. La pro-

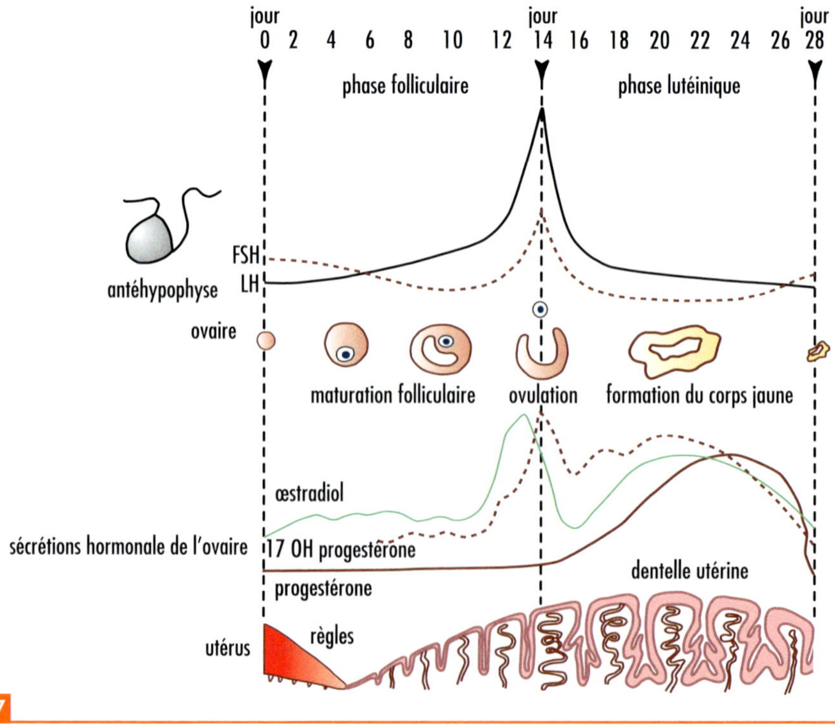

Fig. 117
Le cycle génital

lactine est sécrétée également en quantité abondante au cours de la grossesse, ce qui prépare la **lactation**.

Le déclenchement de l'activité ovarienne s'effectue à la puberté par commande de l'hypophyse. La cessation de l'activité ovarienne s'effectue vers cinquante ans : c'est la **ménopause**, liée à la disparition des hormones ovariennes.

La commande de l'ovaire

Comme nous venons de le voir, elle est assurée par l'hypophyse ; la sécrétion par l'hypophyse des hormones agissant sur l'ovaire est fonction du taux des hormones ovariennes en circulation.

7 L'hypophyse

Anatomie

L'**hypophyse** est une petite glande appendue à la base de l'encéphale, sous le plancher du troisième ventricule par une tige étroite, la **tige pituitaire**. Elle est logée dans une cavité osseuse du sphénoïde, à la base du crâne, la selle turcique. Sa taille est celle d'un pois (fig. 118).

L'hypophyse est constituée de trois parties dont les fonctions sont tout à fait différentes : le **lobe antérieur**, le **lobe moyen**, le **lobe postérieur**.

Physiologie du lobe antérieur

Le lobe antérieur ou **anté-hypophyse** sécrète de très nombreuses hormones.

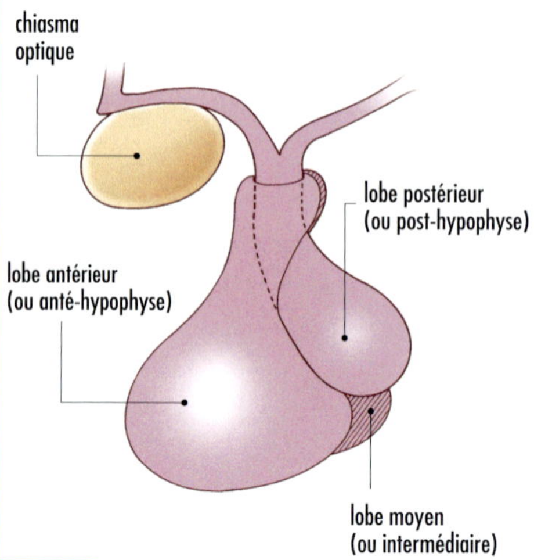

Fig. 118
L'hypophyse

L'hormone de croissance

Elle est appelée aussi **hormone somatotrope**. Elle stimule la croissance par action sur les cartilages de conjugaison, zones de croissance des os. C'est elle qui est responsable de la taille de l'individu et elle assure le développement harmonieux du corps. L'ablation de l'hypophyse chez le jeune entraîne l'arrêt de la croissance ; un excès d'hormone somatotrope chez le sujet en voie de croissance entraîne un **gigantisme**.

Elle favorise la cicatrisation.

Enfin elle a des fonctions métaboliques :

• action de synthèse des protides ;

• action hyperglycémiante car elle provoque la sécrétion du glucagon pancréatique ;

• action de mobilisation des graisses qui sont utilisées pour la synthèse des protides.

Les stimulines

Elles agissent sur les autres glandes endocrines. Ce sont :

➡ **la cortico-stimuline ou ACTH** : elle stimule la synthèse des cortico-stéroïdes et leur sécrétion mais n'agit pas sur l'aldostérone ;

➡ **la thyréostimuline ou TSH** : elle provoque une hypertrophie de la thyroïde et une stimulation de la synthèse et de la libération des hormones thyroïdiennes ;

➡ **les gonado-stimulines :**

▪ la **FSH** : chez la femelle elle provoque la maturation folliculaire, chez le mâle, elle stimule la spermatogénèse ;

▪ la **LH** : chez la femelle, elle provoque en synergie avec la FSH, l'ovulation, la formation du corps jaune et les sécrétions hormonales de celui-ci ; chez le mâle, elle stimule le fonctionnement des cellules de Leydig. Il est remarquable de constater que les gonadostimulines sont identiques dans les deux sexes et que leur action diffère chez l'homme et la femme ;

- la **prolactine** : elle favorise la croissance des glandes mammaires, déclenche et entretient la lactation après l'accouchement.

Les hormones lipolytiques

Au nombre de deux, l'**α-LPH** et la **β-LPH,** elles provoquent la diminution de la masse adipeuse en mobilisant les graisses de réserve.

Physiologie du lobe intermédiaire

Chez l'animal, il sécrète une hormone, l'**intermédine** ou **MSH** qui conditionne les changements de couleur. Chez l'homme, son rôle physiologique reste à déterminer.

Physiologie du lobe postérieur

Le lobe postérieur ou post-hypophyse sécrète deux hormones : la **vasopressine** et l'**ocytocine**. En réalité, ces deux hormones sont sécrétées par l'hypothalamus et sont simplement stockées par la post-hypophyse.

La vasopressine

Elle est aussi appelée **hormone antidiurétique, pitressine** ou ADH.

Elle a deux actions :

- elle provoque une vasoconstriction et une hypertension artérielle ;
- elle diminue la diurèse en augmentant la réabsorption de l'eau au niveau du tube rénal. Sa sécrétion dépend étroitement de la teneur en eau et en électrolytes du sang artériel. Ainsi, l'hormone est libérée chaque fois qu'existent : une augmentation de la concentration des électrolytes dans le sang artériel, une diminution du volume sanguin circulant (déshydratation, hémorragie). La libération de l'hormone est inhibée lorsque existent les phénomènes inverses.

L'ocytocine

Elle provoque la contraction des fibres musculaires lisses et notamment celles de l'utérus. Elle joue donc un rôle dans l'accouchement et intervient, en association avec la prolactine, dans le déclenchement de la lactation.

8 L'hypothalamus

Les fonctions de l'hypophyse sont contrôlées et régulées par l'hypothalamus, zone de la base du cerveau située immédiatement au-dessus de l'hypophyse. L'hypothalamus est le véritable « cerveau endocrinien » de l'organisme puisque, par l'intermédiaire de l'hypophyse, il contrôle toutes les glandes endocrines de l'organisme.

Les noyaux de l'hypothalamus

Au sein de l'hypothalamus ont été individualisés un certain nombre de noyaux qui sont les lieux d'élaboration des hormones hypothalamiques.

Connexions avec l'hypophyse

Les liaisons entre hypophyse et hypothalamus diffèrent selon qu'il s'agit de l'antéhypophyse ou de la post-hypophyse :

- les **liaisons avec l'anté-hypophyse** sont mixtes, neurovasculaires : les hormones hypothalamiques sont acheminées le long des axones qui se dirigent vers l'hypophyse puis déversées dans le réseau vasculaire de l'hypophyse qui les conduit jusqu'aux cellules de la glande ;
- les **liaisons avec la post-hypophyse** sont purement nerveuses : les hormones hypothalamiques sont acheminées uniquement le long des axones jusqu'au lobe postérieur de la glande où elles sont stockées.

Les hormones hypothalamiques

Elles sont nombreuses :

- le facteur de contrôle de la thyréostimuline : ce facteur est appelé **TRH** ; il stimule la sécrétion et la libération de la TSH hypophysaire ;
- le facteur de contrôle de la cortico-stimuline : ce facteur appelé **CRF** favorise la synthèse et la libération d'ACTH par l'hypophyse ;
- les facteurs de contrôle de l'hormone somatotrope. Ils sont au nombre de deux :
  - un facteur stimulant, la **GHRH** qui favorise la synthèse et la libération de l'hormone de croissance ;
  - un facteur inhibiteur, la **GHRIH** ou **SRIF** ou **somatostatine** qui empêche la libération de l'hormone de croissance ;
- le facteur de contrôle des hormones gonadotropes ; ce facteur appelé **LHRH** provoque la sécrétion de FSH et de LH ;
- les facteurs de contrôle de la prolactine, au nombre de deux :
  - un facteur stimulant, le **PRF** ;
  - un facteur inhibiteur, le **PIF** ;
- les facteurs de contrôle de la MSH, au nombre de deux :
  - un facteur stimulant, le **MRF** ;
  - un facteur inhibiteur, le **MIF**.

9 Conclusions

En dehors des glandes que nous venons d'étudier, de nombreux autres organes ont également, à côté de leur fonction principale, une fonction endocrine.

Ce qui caractérise l'ensemble des glandes endocrines, ce sont les relations étroites qu'elles entretiennent entre elles ainsi qu'avec le système nerveux où se trouve situé, à la base du cerveau, le centre de régulation de l'ensemble du système qui est un véritable cerveau endocrinien. Cet ensemble neuro-endocrinien met en jeu simultanément plusieurs de ses éléments dans certaines circonstances (défense contre les agressions par exemple). Cette solidarité entre les composants du système neuro-endocrinien harmonise le fonctionnement de nos organes, régularise nos métabolismes, maintient constant notre milieu intérieur et, par là, nous permet une vie normale.

Notes

14

Étude de quelques grandes fonctions de l'organisme

1

Maintien de la constance du milieu intérieur

L'organisme humain est le siège d'activités physiologiques permanentes, témoins de la vie et qui ne disparaissent qu'avec la mort de l'individu. Même au cours du sommeil ou pendant les périodes de repos général les cellules continuent leur activité. La machine humaine présente ainsi de grandes analogies avec les moteurs mécaniques : c'est une machine toujours chauffée, qui tourne sans arrêt, tantôt au ralenti, tantôt à plein régime.
Les cellules de l'organisme humain empruntent au milieu où elles se trouvent les éléments nutritifs indispensables à la vie et au maintien de leur activité ; elles rejettent dans ce milieu les déchets provenant de leur fonctionnement. Toutes les cellules sont baignées par un milieu liquide auquel on donne le nom de liquide interstitiel et avec lequel elles effectuent la totalité des échanges précédents. Le volume de ce liquide est important ; il représente environ 15 % du poids du corps, soit un peu plus de 10 litres. Le renouvellement et l'épuration du liquide interstitiel sont assurés par le sang circulant et la lymphe. L'ensemble du sang circulant, de la lymphe et du liquide interstitiel constitue le milieu intérieur de l'organisme.
La machine humaine ne peut fonctionner normalement que dans des conditions très strictes et notamment si la composition du milieu intérieur reste rigoureusement constante : constances de composition, de concentration, de température, etc. Seules de très minimes variations sont possibles et compatibles avec un fonctionnement normal. Toute variation importante entraîne des troubles sévères pouvant aller jusqu'à la mort de l'organisme. Cette fixité du milieu intérieur est appelée homéostasie.
Cette constance du milieu intérieur implique l'existence de mécanismes régulateurs extrêmement précis. Du fait de l'activité cellulaire et des échanges, le milieu intérieur est constamment soumis à des agressions qui tendent à en modifier la composition. Toute perturbation de l'équilibre provoque une réaction correctrice de l'organisme ; celle-ci est réglée automatiquement, en dehors de la volonté et de la conscience, par le système nerveux végétatif et en particulier par les centres nerveux du diencéphale. Ceux-ci, par l'intermédiaire des glandes endocrines et des hormones, commandent les mécanismes régulateurs. Ce mécanisme est un peu comparable à celui d'un thermostat qui enregistre la température et coupe le chauffage lorsque la température voulue est atteinte.

2 Métabolisme de base

L'organisme humain en action est comparable à un moteur au travail ; au repos, il ressemble à un moteur tournant au ralenti.

Au repos ou pendant le sommeil, nos cellules continuent leurs activités élémentaires : le cœur continue à battre mais sur un rythme plus lent, les mouvements respiratoires continuent, les contractions du tube digestif se poursuivent, les sécrétions glandulaires persistent, les reins continuent à élaborer l'urine, etc. Toutes ces activités entraînent pour l'organisme une dépense d'énergie. Lorsque l'organisme est au repos absolu cette dépense d'énergie se trouve réduite à un minimum incompressible, nécessaire pour le maintien en vie de l'organisme. Ce minimum incompressible est appelé métabolisme de base : il est représenté par les dépenses irréductibles ou dépenses de fond.

Les autres dépenses énergétiques de l'organisme sont dites réductibles ; ce sont les dépenses liées au travail musculaire, à la lutte contre le chaud ou le froid, etc.

Le métabolisme de base exprimant une dépense d'énergie, sa valeur s'exprime en calories. Pour un homme adulte normal elle est voisine de 40 calories par heure et par mètre carré de surface corporelle soit environ 1 800 calories par 24 heures.

Le métabolisme basal dépend :

- de la taille et du poids : il s'accroît en même temps que ces deux paramètres ;
- du sexe : il est plus élevé chez l'homme que chez la femme ;
- de l'état physiologique : chez la femme, il s'élève au cours de la grossesse et au moment des règles ;
- de l'âge : il est très élevé chez l'enfant du fait des besoins liés à la croissance ; il s'abaisse progressivement avec l'âge tout au long de la vie.

Le métabolisme de base dépend du fonctionnement de la glande thyroïde car c'est cette glande qui règle les activités métaboliques à l'échelon cellulaire.

Le métabolisme de base est calculé en mesurant la consommation d'oxygène de l'organisme au repos complet et à la température dite de neutralité thermique, c'est-à-dire à laquelle l'organisme n'a aucune dépense à faire pour lutter contre le chaud ou le froid.

3 Maintien de l'équilibre thermique

L'homme, comme tous les animaux à sang chaud, maintient sa température corporelle pratiquement constante. Les variations normales sont faibles ; elles ne dépassent pas 1 °C et sont fonction de l'heure, de l'activité, de l'état physiologique (influence du cycle menstruel), de l'âge.
Le maintien de cette constance de la température tient à l'équilibre entre deux mécanismes opposés :
- **la production de chaleur par l'organisme ou thermogenèse ;**
- **la déperdition de chaleur par l'organisme ou thermolyse.**

Production et déperdition de chaleur

La thermogenèse ou production de chaleur

Les sources de chaleur de l'organisme sont multiples :
- la source principale est la **combustion des aliments** en présence d'oxygène au cours du processus de nutrition ;
- **l'activité musculaire** est également une source majeure.

La production calorique moyenne est ainsi de 2 400 calories par 24 heures pour une activité musculaire modérée.

La thermolyse ou déperdition de chaleur

La déperdition de chaleur s'effectue par différentes voies :
- **cutanée** : sudation, perspiration insensible (sécrétion inapparente de la sueur transformée en vapeur), rayonnement ;
- **pulmonaire** : évaporation d'eau éliminée lors de l'expiration, réchauffement de l'air inspiré ;
- **pertes caloriques par les excreta** (selles, urines), réchauffement des aliments ingérés.

Le total de la déperdition calorique atteint également 2 400 calories par 24 heures.

Maintien de l'équilibre

Le maintien de l'équilibre thermique dépend de la température extérieure.
Il existe une zone de température extérieure pour laquelle l'organisme n'a aucune dépense à faire pour le maintien de sa température et n'a à lutter ni contre le froid, ni contre le chaud. Cette zone de température est dite température de **neutralité thermique**. Pour un organisme au repos et nu, cette température est voisine de 26 °C.
Dès que la température extérieure s'écarte de cette zone, l'organisme met en jeu des moyens de lutte.

La lutte contre le froid

Elle s'effectue par :
➡ **l'augmentation de la production de chaleur** : celle-ci résulte de l'augmentation des combustions au niveau cellulaire, de l'accroissement de l'activité musculaire consciente (travail, course, efforts musculaires, etc.), et de l'activité musculaire involontaire (frissons). De plus, l'augmentation

des calories ingérées (alimentation, boissons chaudes) vient aider ce processus ;

la diminution des déperditions caloriques : celle-ci résulte de la vasoconstriction cutanée (contraction des vaisseaux superficiels) qui diminue les pertes par rayonnement, de mouvements d'eau (diminution de l'eau des territoires superficiels), enfin de moyens artificiels (chauffage, vêtements). Il faut signaler que chez l'obèse, la graisse superficielle constitue un élément d'isolation qui diminue les échanges caloriques au niveau de la peau.

La lutte contre le chaud

Elle s'effectue uniquement par l'augmentation des déperditions caloriques car la production de chaleur ne peut pratiquement pas être diminuée. Cette augmentation des déperditions caloriques est assurée par :

la vasodilatation cutanée : dilatation des vaisseaux superficiels accroissant les pertes par rayonnement ;

l'augmentation de la ventilation pulmonaire permettant un surcroît d'évaporation ;

les moyens artificiels : ventilation, vêtements légers, boissons glacées.

La réduction de l'alimentation, la diminution des efforts musculaires aux heures chaudes viennent aider ce processus.

Le mécanisme régulateur de la température est tout à fait involontaire. Il est commandé par un centre situé au niveau de l'hypothalamus (à la base du cerveau). L'action de celui-ci est déclenchée par les variations de température extérieure perçues au niveau des récepteurs cutanés. L'action de ce centre porte sur l'appareil respiratoire (modifications du rythme respiratoire), le sympathique (sudation, frisson, vasoconstriction), la glande thyroïde (augmentation des combustions), la glande surrénale (sécrétion d'adrénaline).

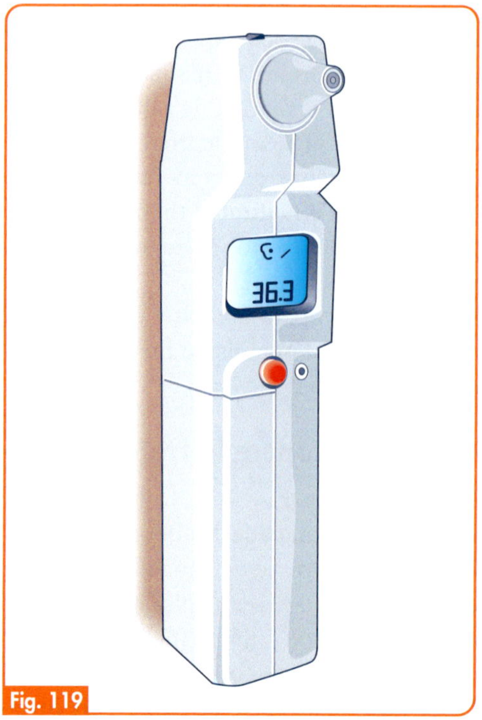

Fig. 119

La thermomètre à mesure électronique

Mesure de la température

Le thermomètre (fig. 119)

La mesure de la température corporelle s'effectue au moyen d'un thermomètre médical. Le thermomètre classique comportait une colonne de mercure ; il était gradué de 34 à 42 °C.

Du fait des risques de pollution par le mercure, ce thermomètre classique est actuellement remplacé en milieu hospitalier par les thermomètres à mesure électronique. Il est depuis mars 1999 interdit à la vente au public.

La prise de la température

La température d'un malade est habituellement mesurée deux fois par jour : le matin vers 7 heures, avant le petit-déjeuner, et le soir vers 17 heures, avant le dîner. Il est parfois nécessaire de la mesurer plus souvent, en cas de fièvre par exemple.

La température peut être prise de différentes façons mais l'essentiel est qu'elle soit toujours prise de la même façon chez le même malade :

- la température rectale est celle qui est mesurée habituellement ;
- la température vaginale, chez la femme, a la même valeur ;
- la température buccale est mesurée sous la langue ;
- la température axillaire est mesurée dans le creux de l'aisselle ; elle est normalement plus basse que les autres températures et c'est pourquoi on ajoute habituellement 0,5 °C au chiffre noté lors de cette mesure ;
- la température tympanique est la plus voisine de celle du système nerveux central.

La feuille de température (fig. 120)

Les chiffres observés sont reportés sur la feuille de température sur laquelle sont notés les dates et les autres éléments de surveillance des malades (pouls, tension artérielle, courbe de diurèse).

À l'état normal les variations de température sont voisines de 0,5 à 1 °C dans la journée. La température est habituellement plus élevée le soir.

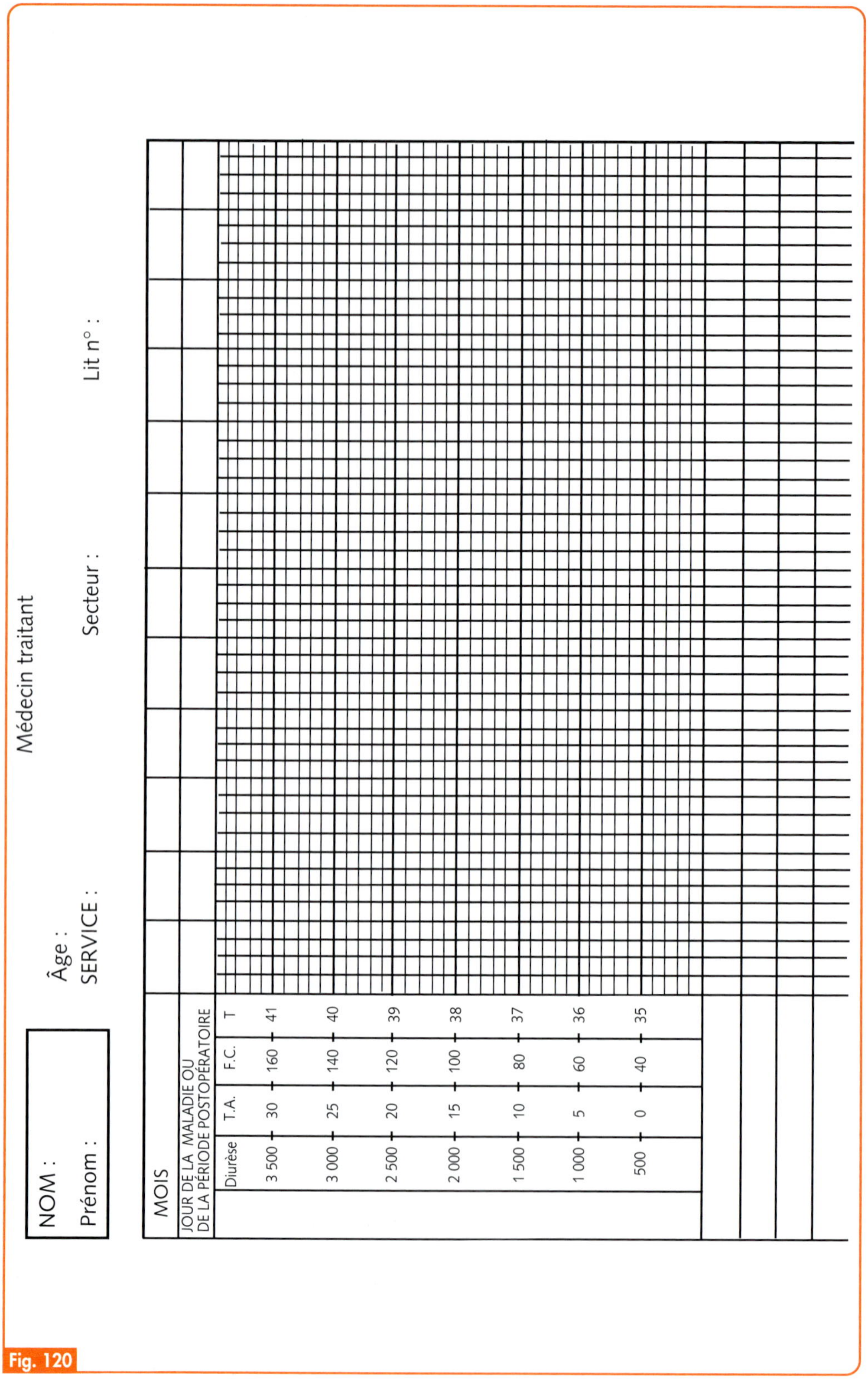

Fig. 120
La feuille de température

4

Le sommeil

Le sommeil est un état réparateur, périodique et nécessaire, caractérisé par la suppression de la conscience, des mouvements volontaires, des rapports avec le milieu environnant et par la diminution du tonus musculaire.
Les éléments caractéristiques du sommeil sont :

- **l'interruption temporaire de la vie de relation ;**
- **la continuation de la vie végétative avec persistance sous une forme modifiée des grandes fonctions vitales (respiration, circulation, digestion, etc.) ;**
- **la persistance d'une activité cérébrale inconsciente, traduite par les rêves.**

Moyens d'étude du sommeil

L'étude du sommeil est difficile car il s'agit d'un état fragile.
On peut cependant étudier le sommeil par des moyens indirects :

- étude cinématographique de l'homme endormi ;
- étude des fonctions vitales pendant le sommeil (électrocardiogramme) ;
- étude comparée des animaux hibernants ;
- étude de l'activité cérébrale pendant le sommeil par l'enregistrement électro-encéphalographique ;
- étude des cas de sommeil pathologique ;
- étude des drogues agissant sur le système nerveux et du sommeil anesthésique ;
- expérimentation sur les centres présumés du sommeil.

Description

Le sommeil comporte plusieurs phases successives : une phase d'**endormissement**, une phase de **sommeil profond** appelé **premier sommeil**, une phase de **sommeil plus léger** au cours duquel surviennent les **rêves**, enfin une **phase de réveil**.

L'endormissement

Il est habituellement progressif et précédé de signes avant-coureurs : bâillements, diminution de l'attention. Ensuite commence le relâchement musculaire notamment des muscles de la nuque et du releveur de la paupière supérieure (fermeture des yeux). Ensuite vient la suppression de l'ouïe, tandis que les opérations intellectuelles deviennent de plus en plus confuses.

Le sommeil proprement dit

Il comporte des degrés d'intensité différente au cours d'une même nuit, correspondant aux phases décrites ci-dessus.
Pendant la période de sommeil :

➔ **le sommeil somatique** ou du corps voit persister, mais modifiées, les grandes fonctions vitales :

- au niveau de l'appareil circulatoire : ralentissement du cœur, baisse de la tension artérielle ;
- au niveau de l'appareil respiratoire : respiration ralentie, régulière, avec parfois des pauses ;
- au niveau de l'appareil digestif : diminution des sécrétions intestinales mais persistance de la digestion ;
- au niveau des reins : diminution de la sécrétion urinaire ;

- au niveau des glandes et autres appareils : ralentissement de l'activité ;

le sommeil psychique ou cérébral se traduit par :

- la **diminution du tonus musculaire**, généralisée à l'ensemble des muscles sauf aux sphincters (qui assurent la continence nocturne) et aux muscles respiratoires. Cette diminution de tonus est un élément fondamental de restauration et de réparation de la fatigue musculaire ;
- l'existence d'une **motricité inconsciente** traduite par les changements de position au cours de la nuit ; ces changements sont déclenchés par le caractère progressivement douloureux de l'appui sur le même endroit du corps. On donne comme indice de tranquillité le nombre de mouvements par heure. Dans certains cas, l'exagération de la motricité inconsciente conduit au somnambulisme ;
- la **diminution ou la suppression des réflexes** ;
- l'**existence de rêves ou de cauchemars**. Les rêves existent au cours de tous les sommeils normaux et résultent de la persistance de l'activité cérébrale. Les rêves ont une traduction électro-encéphalographique. L'existence des rêves est nécessaire à l'équilibre du système nerveux et de graves troubles surviennent lorsqu'on empêche des sujets volontaires de rêver.

Les conditions qui favorisent le sommeil sont le rythme d'alternance nuit et jour, le silence, l'obscurité. Les conditions climatiques, l'altitude peuvent être cause d'insomnie.

La durée du sommeil varie avec l'âge : presque permanent dans la petite enfance, il devient ensuite périodique et n'occupe plus qu'une partie des 24 heures ; la durée du sommeil diminue chez le vieillard. On considère habituellement que huit heures constituent la norme habituelle de durée du sommeil quotidien ; en fait les variations individuelles sont très importantes, nées de l'habitude et du conditionnement.

Mécanisme du sommeil

Le mécanisme du sommeil est mal connu. On tend à admettre actuellement qu'il existe au niveau du tronc cérébral soit un **centre du sommeil**, soit un **centre vigile** (ou de l'éveil), soit les deux. On peut donc concevoir que le sommeil résulte soit d'une excitation du centre du sommeil, soit d'une inhibition du centre vigile, soit de l'association des deux mécanismes précédents.

L'excitation du centre du sommeil

Il peut résulter de l'action de différents facteurs :

rôle des substances de déchets : l'accumulation dans le milieu intérieur de déchets solubles résultant de l'activité de l'organisme détermine la fatigue. Cette théorie est défendue par l'expérimentation : lorsqu'on perfuse le cerveau d'un chien reposé par le sang d'un chien fatigué, le premier chien s'endort ;

rôle des substances minérales (potassium, sodium, calcium, magnésium) et des modifications de leur taux dans le milieu intérieur et à l'intérieur des cellules au cours de la journée ;

rôle d'excitations physiques ou chimiques au niveau de la base du cerveau (hypothalamus) : les médicaments ou drogues hypnotiques agissent électivement à ce niveau et il est de plus démontré chez l'homme qu'un sommeil anesthésique est obtenu par excitation électrique à ce niveau. La mise en jeu du centre du sommeil comporte encore des points mal élucidés et l'on n'explique pas en particulier que deux frères siamois puissent dormir indépendamment l'un de l'autre.

L'inhibition du centre vigile

L'inhibition du centre vigile (ou centre de l'éveil) intervient aussi. Ce centre est maintenu en activité par de nombreux influx nerveux sensitifs, sensoriels ou moteurs venus du tronc cérébral et de l'écorce cérébrale. Ces influx sont diminués en fin de journée par la fatigue et excitent moins le centre vigile. Comme c'est ce centre qui maintient à un haut degré l'activité nerveuse supérieure, celle-ci s'affaiblit tant au point de vue moteur que sensitif. Ainsi s'engage le cercle d'enchaînement qui mène au sommeil.

La coexistence des deux mécanismes

La coexistence des deux mécanismes précédents est possible.

Index des mots clés

B

C

D

E

F

G

H

I

J

Q

R

S

T

U

V

Z

Mise en page : STDI

Achevé d'imprimer en octobre 2011
sur les presses de l'imprimerie Wilco

Dépôt légal : septembre 2006
Imprimé aux Pays-Bas